Über dieses Buch

Akupressur ist eine der ältesten natürlichen Heilmethoden und wie keine andere geeignet zur Behandlung von Fehlfunktionen des Nervensystems. Dazu gehören Schmerzen verschiedenster Art, von Migräne über Rückenschmerzen bis Gallenblasenbeschwerden, Schlafstörungen, vegetative Dystonie, Sexualstörungen – um nur einige zu nennen. Akupressur ist eine *ganzheitliche* Therapie, mit der nicht allein Symptome zum Verschwinden gebracht werden, sondern auch die Krankheitsursache behandelt wird.

Wer die Akupressur, auch *Druckpunktmassage* genannt, nach den Grundlagen altchinesischer Medizin erlernen möchte, bekommt hier Anleitung zur Selbstbehandlung – *in vereinfachter Form*. Kernstück des Buches ist der Behandlungsteil, in dem von »Appetitlosigkeit« bis »Zahnschmerzen« akute und chronische Beschwerden und ihre Behandlung dargestellt sind:

● Beschwerdebild und Behandlungspunkte mit Anleitungen sind auf jeweils einer Seite übersichtlich dargestellt.

● Präzise Zeichnungen machen es möglich, die Punkte, von denen die heilenden Reize ausgehen, am Körper leicht aufzufinden.

● Knapp gefaßte Anleitungen informieren über Grifftechnik, Dauer und Intensität der Anwendung.

Darüber hinaus werden in diesem Ratgeber Funktionsweisen und Grundprinzipien der Akupressur, Grifftechniken und Behandlungsregeln erklärt. So wird es jedem Interessierten leicht gemacht, diese seit Jahrtausenden bewährte Heilmethode schnell zu erlernen und bei Bedarf gezielt und erfolgreich anzuwenden.

Dr. Franz Wagner, Ph. D.

geboren 1954. Studium der Sozialwissenschaften an der Universität Linz und an der Columbia Pacific University, California. Ausbildung in verschiedenen Naturheilmethoden.

Lehrbeauftragter für Medizinsoziologie an der Johannes Kepler Universität Linz. Leiter des Instituts für Integrative Körperarbeit, Pregarten bei Linz. Mitglied der Metamorphic Association, London.

Vorträge und Seminare über ganzheitliche Heilmethoden in der Erwachsenenbildung, Unterrichtstätigkeit an einer Krankenpflegeschule. Autor der Bücher »Medizin zwischen Utopie und Wissenschaft« und »Reflexzonenmassage – Handbuch zur Therapie und Selbsthilfe«.

Dr. Franz Wagner

Akupressur leicht gemacht

Genaue Anleitung zur
Selbstbehandlung bei akuten und
chronischen Beschwerden

Mit Abbildungen der Behandlungspunkte
und Beschwerdebildern – alphabetisch geordnet

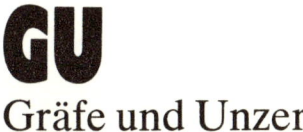

GU

Gräfe und Unzer

Wichtiger Hinweis

Die von den Autoren der Reihe »Naturgemäß heilen« vertretenen Auffassungen weichen teilweise von der allgemein anerkannten medizinischen Wissenschaft ab. Jeder Leser ist aufgefordert, in eigener Verantwortung zu entscheiden, ob und inwieweit das in diesem Buch dargestellte Naturheilverfahren für ihn eine Alternative oder Ergänzung zur Schulmedizin darstellt.

Wenn Sie eine medizinische Therapie mit Akupressur unterstützen wollen, sprechen Sie unbedingt mit Ihrem Arzt darüber. Prüfen Sie auf jeden Fall, ob alle Behandlungsvoraussetzungen (→ Seite 15 bis 19) erfüllt sind.

In diesem Buch sind ausschließlich in der Praxis bewährte Anleitungen gegeben. Es ist jedoch in einem Ratgeber nicht möglich, auf jeweils ganz persönliche Problemlagen einzugehen. Jeder Mensch reagiert etwas anders; auch hängt der Erfolg von dem Geschick und der Sorgfalt bei der Durchführung der Behandlung ab. Selbstbehandlung erfordert ein hohes Maß an Eigenverantwortung. Diese kann Ihnen weder der Autor noch der Verlag abnehmen.

Für Anneliese und Gaston,
die mich zur Quelle
meiner Kraft geführt haben.

CIP-Kurztitelaufnahme der Deutschen Bibliothek

Wagner, Franz:
Akupressur leicht gemacht: genaue Anleitung
zur Selbstbehandlung bei akuten u. chron.
Beschwerden/Franz Wagner. – 3. Aufl. – München: Gräfe und Unzer, 1988.
  (Naturgemäß heilen)
ISBN 3–7742–5827–9

3. Auflage 1988
© 1985 Gräfe und Unzer GmbH, München
Alle Rechte vorbehalten. Nachdruck, auch auszugsweise, sowie Verbreitung durch Film, Funk und Fernsehen, durch fotomechanische Wiedergabe, Tonträger und Datenverarbeitungssysteme jeder Art nur mit schriftlicher Genehmigung des Verlages.

Redaktionsleitung: Hans Scherz
Lektorat: Doris Schimmelpfennig-Funke
Herstellung: Helmut Giersberg
Zeichnungen: Gerlind Bruhn
Einbandgestaltung: Heinz Kraxenberger
Gesamtherstellung: Ludwig Auer GmbH

ISBN 3–7742–5827–9

Inhalt

Einführung

Mit Akupressur naturgemäß heilen

Jede Heilung, mag sie noch so wunderbar erscheinen, ist Ausdruck der Stärke unserer Lebenskraft. Und unsere Lebenskraft können wir steuern – sie je nach Bedarf stärken oder beruhigen – mit Hilfe der Akupressur*, einer der ältesten und bewährtesten natürlichen Heilmethoden, die entstanden ist aus der jahrtausendealten chinesischen Heilmassage.

Bewährt seit Jahrtausenden

Das, was uns an dieser Heilmethode fremdartig anmuten mag, ist die Betrachtungsweise, wie sie allen fernöstlichen Heilmethoden eigen ist – übrigens auch jener, die von den Ärzten der Antike begründet wurde: *Der Mensch wird als Körper-Seele-Geist-Einheit gesehen*; Beschwerden werden niemals losgelöst von dieser Einheit, sondern stets im körperlich- seelisch-geistigen Zusammenhang behandelt. Wie ist das zu verstehen?

Wir alle kennen es: Wenn wir müde sind, brauchen wir Schlaf, wenn wir zuviel Energie haben, verlangt es uns nach Bewegung. *Wir fühlen uns nur wohl, solange die in uns wirksamen Kräfte ausgewogen sind.* Gerät diese Harmonie aus dem Gleichgewicht, dann fühlen wir uns unwohl oder krank. Die einander entgegenwirkenden und einander ergänzenden Kräfte in uns streben ständig das Gleichgewicht an – einen Zustand, der allerdings niemals vollständig erreicht wird. Aber diese Kräfte sind ständig im Fluß, sind in dauernder Bewegung; und Bewegung ist das Prinzip des Lebens.

Auf diesem Hintergrund bekommen Gesundheit und Krankheit einen anderen Stellenwert als den uns geläufigen: *Gesundheit ist das ständige Ringen der Lebenskräfte in uns um Ausgewogenheit.* Werden diese Bestrebungen durch irgend etwas blockiert, dann geraten wir in einen unausgewogenen Zustand, der sich in körperlichen Beschwerden äußert - dann sind wir krank. Ursache einer Krankheit also ist das Ungleichgewicht der Lebenskräfte in uns.

---

* *Acus* = Spitze, Nadel oder Punkt; *premere, pressum* = drücken; Akupressur = Punkt-Drücken.

Mit Akupressur können wir auf das Fließen unserer Lebensenergien einwirken, über bestimmte Schaltzentren fehlgeleitete Energien steuern, blockierte Energien freisetzen. *Mit Akupressur werden also nicht die Anzeichen einer Krankheit, es wird vielmehr die Krankheitsursache behandelt.* Überall dort, wo die Ursache einer Störung in einem Ungleichgewicht der Lebenskräfte zu suchen ist, können mit Akupressur Gesundheitsstörungen und Beschwerden sehr wirkungsvoll beeinflußt werden.

Hilfe aus eigener Lebenskraft

Mit der Akupressur (auch Druckpunktmassage genannt) verfügen wir über eine natürliche Heilmethode, die unsere Lebensenergien beeinflußt. *Akupressur macht es uns möglich, mit körpereigenen Kräften selbst für unser Wohlbefinden zu sorgen – uns aus eigener Kraft selbst zu helfen.*

Zuverlässig, ohne Nebenwirkungen

Akupressur ist eine natürliche, ursprüngliche, sehr zuverlässig wirkende und fast völlig schmerzfreie Methode zur Behandlung von Störungen des körpereigenen Energiehaushalts, die sich in den verschiedensten Formen äußern können. *Akupressur kann jeder anwenden;* der Behandlungserfolg ist nicht an bestimmte medizinische Vorkenntnisse gebunden. Bei der Anwendung sind außerdem keine schädigenden Nebenwirkungen zu befürchten. *Diese Heilmethode ist ohne alle technischen Hilfsmittel, mit einem geringen Aufwand und in fast jeder Situation anwendbar.* Kennt man einmal die Akupressur-Punkte und die ihnen zugeordneten Wirkungen, lassen sich körperliche Störungen über die Massage dieser Punkte rasch beseitigen.

Akupressur für jeden

Mit Akupressur haben Sie es buchstäblich »in der Hand«, eigenverantwortlich für Ihr Wohlbefinden, für Ihre Gesundheit zu sorgen. Fast jeder kennt Beschwerden wie Kopfschmerzen, Verspannungen in der Halswirbelsäule oder Rückenschmerzen, Migräne, Halsweh oder Schnupfen und wünscht sich eine rasche, problemlose und vor allem nebenwirkungsfreie Hilfe. Die Akupressur kann diese Hilfe bieten – jedem von uns.

Notwendige Voraussetzung für den Erfolg einer Selbstbehandlung mit Akupressur ist die Bereitschaft, Verantwortung für die eigene Gesundheit zu tragen. Die natürlichen Behandlungsmethoden gründen auf jahrtausendealten Erkenntnissen über die Ganzheitlichkeit des Menschen. *Wenn wir diese Erfahrungen zu nutzen verstehen, lernen wir gerade durch die Selbstbehandlung auch wieder, auf wichtige Signale unseres Körpers zu achten.* Nicht selten entwickelt sich ein neues, ein besseres Verhältnis zur eigenen Körperlichkeit aus den Erfahrungen einer Selbstbehandlung. Insofern ist die Akupressur im weitesten Sinn auch ein Weg zu sich und seiner Körperlichkeit. Heilung beginnt nach Ansicht Erfahrener dann, wenn der Behandelte Kontakt mit sich als Körper aufnimmt.

Wichtig: Akupressur kann in keinem Fall eine medizinisch notwendige Behandlung ersetzen! Als natürliche Behandlungsmethode kann sie jedoch sinnvolle Ergänzung anderer Therapieformen sein. Wenn Sie bereits in ärztlicher Behandlung stehen und Ihre Beschwerden auch mit Akupressur behandeln wollen, sollten Sie sich unbedingt vorher mit dem Arzt Ihres Vertrauens beraten.

Urformen der Akupressur

In China wurde die Akupressur-Behandlung in ein System gebracht – Urformen der Akupressur aber finden wir in allen Kulturkreisen. In *Bei Natur-* völkerkundlichen Studien wird von Bantustämmen berichtet, die *völkern* Krankheiten damit kurieren, daß sie bestimmte Körperstellen ankratzen, und von einem Kannibalenstamm im brasilianischen Dschungel, bei dem Kranken durch ein Blasrohr kleine Pfeile auf bestimmte Körperpartien gesetzt werden.

In Untersuchungen wird darüber berichtet, daß Kinder in verschiedenen Ländern der Erde bei Schmerzen spontan irgendwelche Körperstellen drücken, die mit der schmerzenden Stelle in keiner unmit- *Bei Kindern* telbaren Beziehung stehen, oft sogar weit von dieser entfernt sind. Jeder von uns kennt das nervöse Zupfen am Ohrläppchen, das Reiben mit dem Zeigefinger über die Nasenspitze oder das Drücken von Punkten rund ums Auge in angespannten Situationen oder im Zustand der Erschöpfung. Genauso ist das ungeduldige Trommeln mit den Fingerkuppen auf der Tischplatte ein Hinweis darauf, daß man nicht genügend Energien dort hat, wo man sie gerade benötigt.

Auch bei Tieren können wir dieses Prinzip der Selbsthilfe beobachten: bei organischen Leiden pressen sie bestimmte Körperstellen *Bei Tieren* gegen Widerstände, legen sich auf Äste oder Steine, um Druck gegen ihren Körper zu erzeugen und damit den Schmerz zu bekämpfen. Das alles legt die Vermutung nahe, daß die *Urformen der Akupressur eine Art instinktiver Selbsthilfe* sind, der sich Mensch und Tier unbewußt bedienen.

Hinweise zur Benutzung dieses Buches

Dieser Ratgeber ist eine Anleitung zur Selbsthilfe mit Akupressur. Alle Formen der naturgemäßen Selbstbehandlung setzen Eigeninitiative und Verantwortungsbewußtsein voraus sowie Geduld und Ausdauer in der Anwendung. Wenn Sie die Ratschläge und Behandlungshinweise dieses Buches befolgen, wird Ihnen Akupressur helfen, Beschwerden und Schmerzen des Alltags auf natürliche Weise zu heilen.

Wichtige Informationen

Bitte informieren Sie sich *Über die Behandlung* (Seite 11), ehe Sie mit der Selbstbehandlung beginnen, denn in diesem Kapitel werden Grundkenntnisse vermittelt, die Ihnen – als Voraussetzung für den Erfolg der Selbstbehandlung – bekannt sein sollten. In einem kurzen Überblick lernen Sie die Energiebahnen des Körpers kennen, die Punktarten mit ihren unterschiedlichen Wirkungen und die Grifftechniken, die verständlich erläutert und in Zeichnungen dargestellt sind. Außerdem ist genau erklärt, wie Sie zum Akupressur-Punkt am Körper finden und worauf Sie bei jeder Behandlung zu achten haben. Schließlich sind die Möglichkeiten und die Grenzen der Selbstbehandlung mit Akupressur aufgezeigt. Erst wenn Sie sich mit diesen wichtigen Informationen vertraut gemacht haben, können Sie sich der Praxis zuwenden.

Anleitung zur Behandlung

Im Behandlungsteil des Buches – *Akupressieren leicht gemacht* (Seite 18) – finden Sie über 50 Beschwerdebilder mit genauen Anleitungen für die Selbstbehandlung mit Akupressur: Die Symptome eines jeden Beschwerdebildes sind verständlich erläutert, die wirksamen Akupressur-Punkte in Zeichnungen dargestellt mit knappen Angaben zu Grifftechnik, Dauer und Intensität der Behandlung.

Mehr über diese natürliche Behandlungsmethode erfahren Sie im Anschluß an den Behandlungsteil des Buches: *Wissenswertes über Akupressur* (Seite 69) informiert über die Geschichte der Akupressur, die Grundprinzipien der chinesischen Energielehre und die Wirkungsweise von Akupressur.

Mit Hilfe des ausführlichen *Beschwerden- und Sachregisters* (Seite 77) finden Sie schnell zu Gesundheitsstörungen und Beschwerden, die Sie mit Akupressur erfolgreich behandeln können, und zu wichtigen Begriffen im Zusammenhang mit dieser Behandlungsmethode. *Bücher, die weiterhelfen* (Seite 76) ist eine Liste der weiterführenden Literatur.

Über die Behandlung

Entscheidend für Erfolg oder Mißerfolg der Akupressur als Selbsthilfemethode sind wenige, aber wichtige Dinge, mit denen Sie sich *vor* Beginn einer Selbstbehandlung vertraut machen müssen.

Der Behandlungsteil des Buches ist nach alphabetisch geordneten Beschwerdebildern aufgebaut. Mit dieser natürlichen Heilmethode behandeln Sie jedoch nicht die Anzeichen einer Krankheit, sondern die Krankheitsursache, die nach chinesischer Auffassung im gestörten Gleichgewicht der Lebenskräfte zu suchen ist (→ Seite 71). Mit Hilfe der Akupressur können Sie das Gleichgewicht, die Harmonie der körpereigenen Energien wieder herstellen. Halten Sie sich also immer vor Augen, daß Sie keine bloße Technik anwenden, sondern mit Ihren eigenen Körperenergien arbeiten!

Behandlung der Krankheitsursache

Die Energiebahnen des Körpers

Grundlage der chinesischen Heilkunde ist die Auffassung, daß nicht das reibungslose Funktionieren von Organen, Knochen, Muskeln, Nerven für die Gesundheit wichtig ist, sondern das freie und ungehinderte Fließen der Lebensenergie (CHI). Diese Energie zirkuliert in geschlossenen Bahnen im Körper und an der Körperoberfläche. Zu einer Gesundheitsstörung oder einer Krankheit kommt es durch die Schwächung oder die Blockade dieses Energieflusses – wenn nämlich ein Element der polaren Lebenskräfte über längere Zeit die Oberhand gewinnt und so der harmonische Ausgleich nicht mehr erreicht wird (→ auch Seite 71). Die Gründe für solche Störungen reichen von klimatischen Einflüssen über Verletzungen bis zu falscher Ernährung oder dauernder Überforderung.

Wichtig: das Fließen der Lebensenergie

Ziel der Akupressur ist es, über bestimmte Punkte auf den Energiebahnen Störungen des Energieflusses zu beheben.

Die Behandlung besteht also im wesentlichen in der Wiederherstellung des Energieausgleichs: Dort, wo ein Energiestau ist, wird Energie abgeleitet; dort, wo sie fehlt, wird Energie zugeführt. Die körper-

11

lichen Symptome, obwohl Orientierung bei der Behandlung, sind lediglich ein Hinweis darauf, welche Energiebahnen im Körper gestört sein könnten.

*Behandlungs-
punkte auf den
Energiebahnen*

Fast alle Punkte für die Akupressur-Behandlung liegen auf diesen Energiebahnen, auch Meridiane* genannt; einige Spezialpunkte liegen außerhalb.

Die Akupressur kommt, im Vergleich zur Akupunktur, mit relativ wenig Punkten aus, die in der Regel mit der Kuppe des Zeige- oder Mittelfingers oder des Daumens akupressiert werden (→ Seite 14). Im Behandlungsteil dieses Buches sind bei jedem Beschwerdebild die für eine Selbstbehandlung jeweils wichtigsten Akupressur-Punkte in Zeichnungen übersichtlich dargestellt, bei jedem Punkt sind Grifftechnik und Behandlungsdauer in Kurzform angegeben.

Punktarten und ihre Wirkung

Die verschiedenen Punkte lösen unterschiedliche Reaktionen aus; der Energiesituation des Körpers und dem damit verbundenen Beschwerdebild entsprechend, werden Punkte mit beruhigender, dämpfender (sedierender) Wirkung oder solche mit aktivierender, belebender, aufbauender (tonisierender) Wirkung gereizt. Für vorbeugende Behandlungen eignen sich die Harmonisierungspunkte sehr gut. Wir unterscheiden folgende Punktarten:

Harmonisierungspunkte: Sie liegen am Anfang und am Ende jeder Energiebahn und haben die Funktion, die Energien in allen zugeordneten Organen und Organgruppen zu harmonisieren.

*Reaktionen
des Körpers*

Anregungspunkte (Tonisierungspunkte): Auf jeder Energiebahn gibt es immer nur einen Anregungspunkt. Durch die Behandlung des Anregungspunktes werden im Falle eines Kräftemangels Energie und Aktivität mobilisiert. (Eine solche Energiezufuhr wird Tonisierung genannt.) Über den Anregungspunkt können auch Kraftreserven freigesetzt werden.

Beruhigungspunkte (Sedierungspunkte): Diese Punkte werden bei allen Überfunktionen (Energieüberfluß) und bei fast allen Formen eines gestörten Verhältnisses von Spannung und Entspannung behandelt. Die Reizung von Beruhigungspunkten hat energieableitende Wirkung.

---

* Es gibt sechs Yin- und sechs Yang-Meridiane, jeweils paarig auf der linken und der rechten Körperhälfte angeordnet, und zwei Gefäße. Über den genauen Verlauf der Energiebahnen informieren Lehrbücher der Akupunktur (→ Seite 76). Bei der Akupunktur wird über die Reizung mit Gold-, Silber- oder Stahlnadeln das Gleichgewicht der Kräfte Yin und Yang wiederhergestellt. Bei der Moxa-Therapie (Moxibustion) geschieht diese Reizung durch Abbrennen von kleinen Heilkräuterkegeln über den Punkten (Wärmeeinwirkung).

Spezialpunkte: Sie liegen in der Regel außerhalb der Energiebahnen und haben bei bestimmten Störungen große Wirksamkeit.

Interessant für den in Akupressur Erfahrenen sind auch die **Alarmpunkte**: Sie haben eine Doppelfunktion als Diagnose- und als Erste-Hilfe-Punkte.

So finden Sie den Behandlungspunkt

Für den Erfolg der Behandlung ist es wichtig, daß Sie das Zentrum eines jeden Akupressur-Punktes behandeln. Über die Lage des Punktes orientieren Sie sich mit Hilfe der Zeichnungen, die jedem Beschwerdebild zugeordnet sind. Beim Lokalisieren des Punktes an Ihrem Körper brauchen Sie – im wahren Sinn des Wortes – Fingerspitzengefühl. Gehen Sie folgendermaßen vor:

Wichtig:
Fingerspitzen-
gefühl

Tasten Sie den kleinen Bereich, in dem sich der Punkt befinden muß, aufmerksam ab. Dabei werden Sie schnell merken: Es gibt eine ganz bestimmte Stelle, bei der Sie spontan das Gefühl haben, daß es die richtige ist. Diese Stelle unterscheidet sich oft in der Gewebestruktur von der Umgebung – Sie spüren eine kleine Einbuchtung oder eine leichte Veränderung der Gewebsfestigkeit. Manchmal ist die richtige Stelle bei Druck auch etwas schmerzempfindlicher als die Umgebung.

Beachten Sie bitte: Angaben über Entfernungen (beispielsweise Fingerbreiten = *Querfinger*) sind immer Maße des Behandelten! Bei Partnerbehandlung sind also stets die Maße vom Behandelten ausschlaggebend.

Auf dem Markt gibt es hochentwickelte Such- und Punkt-Massagegeräte, die hauptsächlich über den elektrischen Hautwiderstand im Punktbereich funktionieren. Sie sind meist so konstruiert, daß über dem gesuchten Punkt ein Lämpchen aufleuchtet oder sich automatisch ein kleines Schwingungsmassagegerät einschaltet. Diese Geräte sind zwar problemlos anzuwenden, aber teuer.

Ich möchte ausdrücklich darauf hinweisen, daß die menschliche, die einfühlsame und spürende Hand durch kein technisch noch so ausgereiftes Gerät zu ersetzen ist.

Die Grifftechniken

Neben jedem zur Behandlung empfohlenen Akupressur-Punkt finden Sie eine Anleitung zur Grifftechnik in Kurzform; im folgenden stelle ich Ihnen die einzelnen Grifftechniken ausführlich vor:

Genaue Angaben finden Sie im Behandlungsteil

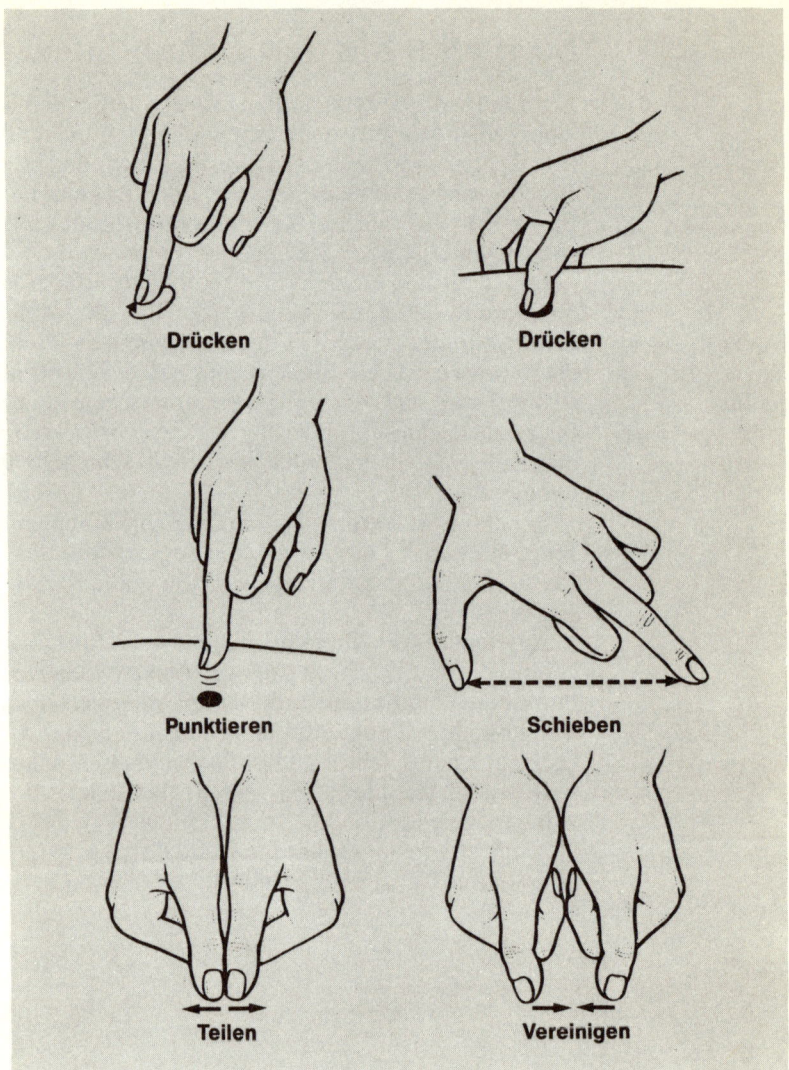

Drücken ist die häufigste Art, einen Punkt auf den Energiebahnen zu beeinflussen. Akupressiert wird mit der Fingerkuppe des Daumens, des Zeige- oder des Mittelfingers. Die Fingerkuppe wird ins Zentrum des Punktes gesetzt, dann wird im Uhrzeigersinn kreisend massiert. Der Finger macht zwei bis drei Kreisbewegungen pro

Sekunde, verändert dabei aber nie seine Lage am Punkt, sondern verschiebt nur die Haut.

Die Punkte an den Nagelfalzwinkeln an Füßen und Händen sind sehr gut mit Hilfe eines Akupressurstäbchens aus Akazienholz oder Kupfer zu behandeln.

Druck-Intensität

Bei *akuten Schmerzen* und bei Erstbehandlungen akupressieren Sie die Punkte durch *leichte, kreisende Massage*. Bei *chronischen Beschwerden*, aber gutem Allgemeinzustand, akupressieren Sie *mit mittelstarkem Druck*. Nur *in Ausnahmefällen* ist die *starke Akupressur* mit dem Daumen angezeigt (jeweils im Beschwerdebild angegeben).

Punktieren: Am Behandlungspunkt werden mit dem Zeige- oder dem Mittelfinger Klopf- oder Stoßbewegungen durchgeführt.

Schieben: Mit dem Zeige- oder dem Mittelfinger werden Schiebebewegungen entlang einer Linie oder Zone durchgeführt. Der massierende Finger soll dabei möglichst gestreckt sein. Schieben in Richtung zum Rumpf hin (in proximaler Richtung) wirkt stärkend und aufbauend, während Schieben in Richtung vom Rumpf weg zu den Fingern oder Zehen (in distaler Richtung) abschwächend und energieableitend wirkt.

Teilen und Vereinigen: Beim Teilen machen beide Daumen, ausgehend vom Behandlungspunkt, Schiebebewegungen nach außen. Beim Vereinigen treffen die Schiebebewegungen im Punkt zusammen.

Bei der Behandlung zu beachten

Bitte halten Sie diese Regeln ein!

● Nicht akupressieren sollten Sie bei großer Müdigkeit, unmittelbar nach dem Essen und nach Alkoholgenuß.

● Führen Sie die Behandlung in einem warmen, gut gelüfteten Raum durch; Wärme und gute Luft wirken entspannend.

● Sie brauchen Ruhe für die Behandlung – weder Fernseher oder Radio noch Tür- oder Telefon-Klingel sollten Sie stören.

● Akupressieren Sie niemals unter Zeitdruck; wenn Sie sich gehetzt fühlen, verspannen Sie sich.

● Der Körperteil, den Sie behandeln wollen, sollte auf einer stabilen Unterlage ruhen; so ist garantiert, daß der Druck, den Sie bei der Behandlung ausüben, in voller Intensität auf den behandelten Punkt einwirkt.

● Die Hände sollen sauber und warm sein. Die Fingernägel dürfen nicht allzu lang sein, sonst ist der Druck zu schmerzhaft oder es kommt zu Verletzungen.

● Konzentrieren Sie sich während der Behandlung auf die Arbeit mit Ihren Lebensenergien – nicht auf die Symptome, unter denen Sie leiden!

● Akupressieren Sie nicht zu viele Punkte zu schnell nacheinander – lassen Sie Ihrem Körper Zeit, die gesetzten Reize zu verarbeiten!

15

Werden Sie nicht ungeduldig, wenn sich der erwartete Erfolg nicht sofort einstellt. Bei einigen Punkten dauert es bis zu 20 Minuten nach der Behandlung, ehe eine Reaktion spürbar wird.

● Nicht alle Menschen reagieren auf die Akupressur einzelner Punkte in gleicher Weise. Oft erzielen Sie schon mit der Behandlung eines Punktes den gewünschten Erfolg, ein anderes Mal dauert es vielleicht etwas länger, bis Sie jenen Punkt oder jene Punktekombination herausgefunden haben, auf die Sie am besten ansprechen. In welcher Reihenfolge Sie die Akupressur-Punkte behandeln, ergibt sich schließlich aus Ihrer Erfahrung. Am besten machen Sie sich Notizen, auf welche Punkte Ihr Körper nach der Behandlung die erwünschten Reaktionen zeigt.

● Die Dauer der Akupressur-Behandlung hängt vom Einzelfall und vom Alter des Behandelten ab: von 30 Sekunden bis zu 10 Minuten. Kleinkinder dürfen höchstens eine halbe Minute behandelt werden. Die Angaben über die Behandlungsdauer (in den Beschwerdebildern neben den Akupressur-Punkten) sind Richtwerte! Wenn Sie das Gefühl haben, mit der Akupressur eines Punktes aufhören zu müssen, beenden Sie die Behandlung – der Körper signalisiert Ihnen auf diese Weise, daß er nicht mehr Reize aufnehmen und verarbeiten kann.

Achten Sie auf die Signale des Körpers

● In der Regel akupressieren Sie ein- bis zweimal täglich; einige Punkte können auch mehrere Male am Tag, jeweils bei Bedarf, akupressiert werden. Genaue Angaben finden Sie bei den Beschwerdebildern.

● Die Intensität des Drucks wird bestimmt vom Behandelten! Bei der Partner-Akupressur ist also nicht ausschlaggebend, ob der Partner das Gefühl hat, er akupressiere mit »kräftigem Druck«, sondern daß der Behandelte die Akupressur als kräftig empfindet – unabhängig davon, wie stark der Druck wirklich ist.

● Fast alle Punkte (mit Ausnahme derer auf der Symmetrieachse) sind spiegelbildlich auf der linken und der rechten Körperhälfte zu finden – also sowohl auf dem rechten, als auch auf dem linken Bein, dem rechten und dem linken Arm, rechts und links neben der Wirbelsäule. Akupressieren Sie immer beide Punkte. Wenn es möglich ist, akupressieren Sie beide Punkte gleichzeitig (zum Beispiel an Kopf, Rumpf, Füßen).

Möglichkeiten und Grenzen der Selbstbehandlung

Akupressur bewirkt keine Wunder. Bei der Selbstbehandlung, soll sie erfolgreich sein, müssen stets die Möglichkeiten und die Grenzen dieser Methode berücksichtigt werden.

Akupressur hilft nicht bei jeder Störung, nicht zu jeder Zeit und auch nicht immer bei jedem Menschen.

16

Wichtig: Akupressur kann keinesfalls medizinisch notwendige Eingriffe oder Therapien ersetzen! Liegt einer Störung eine organische Schädigung zugrunde, kann von dieser Methode – außer einer vorübergehenden Schmerzlinderung – keine dauernde Hilfe erwartet werden!

Überall dort jedoch, wo die Ursachen einer Störung in einem Ungleichgewicht der Lebenskräfte zu suchen sind, können wir mit der Akupressur sehr wirkungsvoll Gesundheitsstörungen und Beschwerden bekämpfen und ausschalten.

Bei gesicherter Diagnose

Die natürliche Heilmethode Akupressur ist wie keine andere geeignet zur Schmerzausschaltung, zur allgemeinen Beruhigung, als Überbrückung in Notfällen (bis ärztliche Behandlung möglich ist), als ständige Gesundheitsvorsorge, zur Harmonisierung und zum Spannungsausgleich, zur Steigerung des Wohlbefindens.

Wo wir mit Akupressur eine generelle Harmonisierung des körpereigenen Energiehaushalts erreichen, wird das Symptom als Signal des Körpers in vielen Fällen überflüssig. Akupressur hat zudem eine stark ausgleichende Wirkung auf Fehlfunktionen des Nervensystems. Nach Schätzungen der Schulmediziner haben etwa zwei Drittel aller Beschwerden ihre Ursachen in den verschiedensten Fehlfunktionen des Nervensystems. Im Behandlungsteil dieses Buches (→ Seite 18) sind die Beschwerdebilder, bei denen eine Selbstbehandlung erfolgversprechend ist, differenziert erläutert. Eine verantwortungsvolle Eigenbehandlung setzt eine gesicherte Diagnose voraus.

Selbstbehandlung mit Akupressur darf nicht durchgeführt werden
- bei schweren organischen Herz- und Kreislauferkrankungen,
- bei lokalen Hautveränderungen im Bereich der Behandlungspunkte, zum Beispiel bei Flechte, Pilzinfektionen, Eiterungen.

Fragen Sie Ihren Arzt!

Während der Schwangerschaft soll so wenig wie möglich akupressiert werden – bitte sprechen Sie auf jeden Fall mit Ihrem behandelnden Arzt!

Sollten in Ausnahmefällen aufgrund einer Behandlung Befindlichkeitsstörungen auftreten, hören Sie einfach mit der Behandlung auf. Die Behandlung ist auch dann abzubrechen, wenn sich die behandelten Beschwerden verschlimmern. Bei Beachtung der Regeln ist dies jedoch in der Praxis äußerst selten der Fall. Bei sachgerechter Anwendung bessern sich Beschwerden innerhalb kurzer Zeit; mit einiger Geduld können Störungen häufig auf Dauer zum Verschwinden gebracht werden.

Akupressieren leicht gemacht

Beschwerdebilder – Behandlungspunkte – Grifftechnik

In den Behandlungsteil dieses Buches sind unter Berücksichtigung der Möglichkeiten und der Grenzen der Selbstbehandlung mit Akupressur Beschwerden aufgenommen, die bei vielen Menschen als alltägliche, oft unangenehme oder schmerzhafte Befindlichkeitsstörungen in Erscheinung treten. Die Beschwerdebilder finden Sie unter allgemeinverständlichen Bezeichnungen in alphabetischer Reihenfolge.

Erläuterung und Anleitung

Beschwerdebild und Behandlung mit Akupressur sind auf einer individuell gestalteten Seite (oder einer Doppelseite) beschrieben – mit allen für die Selbstbehandlung wichtigen Informationen: Nach den im einzelnen erläuterten Beschwerden sind die Behandlungspunkte in präzisen, übersichtlich angeordneten Zeichnungen dargestellt, Grifftechnik, Druckintensität und Behandlungsdauer sind neben den Punkten angegeben. Ergänzende Anleitungen für die Behandlung oder wichtige Hinweise stehen jeweils unter den Zeichnungen.

In vielen Beschwerdebildern ist darauf hingewiesen, daß ähnliche Gesundheitsstörungen ebenfalls behandelt werden sollten – entweder mit Akupressur oder mit anderen natürlichen Heilmethoden. Wenn Sie sich an diese Hinweise halten, können Sie in vielen Fällen die Heilung beschleunigen. Außerdem finden Sie in einigen Beschwerdebildern Behandlungsempfehlungen für Gesundheitsstörungen, die keiner langen Beschreibung bedürfen. Aufzufinden sind diese Störungen im Beschwerden- und Sachregister (→ Seite 77) – dcm Wegweiser zur richtigen Behandlung aller in diesem Buch erläuterten Beschwerdebilder und ihrer einzelnen Symptome.

Die Akupressur-Punkte sind unter ihren ins Deutsche übertragenen chinesischen Bezeichnungen vorgestellt, die in vielen Fällen besonders bildhaft sind. Für die Selbstbehandlung ausgewählt wurden nur jene Akupressur-Punkte, die leicht zugänglich sind und sich in der Praxis bewährt haben.

18

Rufen Sie sich vor jeder Behandlung bitte nochmals die Behandlungsregeln in Erinnerung – sind alle Voraussetzungen für den Erfolg der Behandlung erfüllt?

Behandlungsregeln

- Sie sind weder zu müde, noch haben Sie gerade erst gegessen oder Alkohol getrunken.
- Der Behandlungsraum ist warm und gut gelüftet.
- Sie haben Ruhe – und viel Zeit.
- Der Körperteil, den Sie behandeln wollen, liegt auf einer stabilen Unterlage.
- Ihre Hände sind sauber und warm, die Fingernägel nicht zu lang.
- Sie konzentrieren sich auf die Arbeit mit Ihren Lebensenergien.
- Sie akupressieren zunächst einen Punkt – sowohl auf der rechten als auch auf der linken Körperseite – und warten in Ruhe die Reaktion Ihres Körpers ab.
- Durch die Reaktionen Ihres Körpers erfahren Sie während der Behandlung, in welcher Reihenfolge Sie die angegebenen Akupressur-Punkte am besten behandeln.
- Die Intensität des Drucks richtet sich nach Ihrem Empfinden.
- Die Behandlungsdauer kann sich bei einigen Akupressurpunkten auf 15 bis 30 Sekunden verkürzen, wenn Sie die Massage längere Zeit regelmäßig angewendet haben und Sie für diese Massagereize empfänglich geworden sind.
- Sie beenden die Behandlung, sobald Sie das Gefühl haben, aufhören zu müssen – vertrauen Sie den Signalen Ihres Körpers!

Wichtig: Die bei den einzelnen Punkten angegebene Behandlungsdauer hat nur bei alleiniger Akupressur dieses bestimmten Punktes Gültigkeit. Wenn Sie mehrere Punkte akupressieren, achten Sie bitte darauf, daß Sie *insgesamt* eine Behandlungsdauer von *12 bis 15 Minuten* nicht überschreiten!

Angstzustände

Angstzustände werden oft ohne erkennbare äußere Ursachen in körperlichen Symptomen erlebt wie Schwitzen, krampfartige Brustschmerzen, Atemnot, allgemeine Unruhe, Antriebsschwäche, Schwindel, Schlaflosigkeit. Kurze Phasen mit derartigen Symptomen sollte man nicht überbewerten; bei regelmäßig auftretenden Störungen dieser Art muß die Ursache durch den Arzt geklärt werden. Mit Angst-

zuständen können viele Krankheitssymptome in Verbindung stehen, ohne daß eine organische Störung vorliegt. Auch alles, das umgangssprachlich mit Depression in Verbindung gebracht wird (Niedergeschlagenheit, Schwermut und Antriebsschwäche) kann sich hinter verschiedenen körperlichen Störungen verbergen.

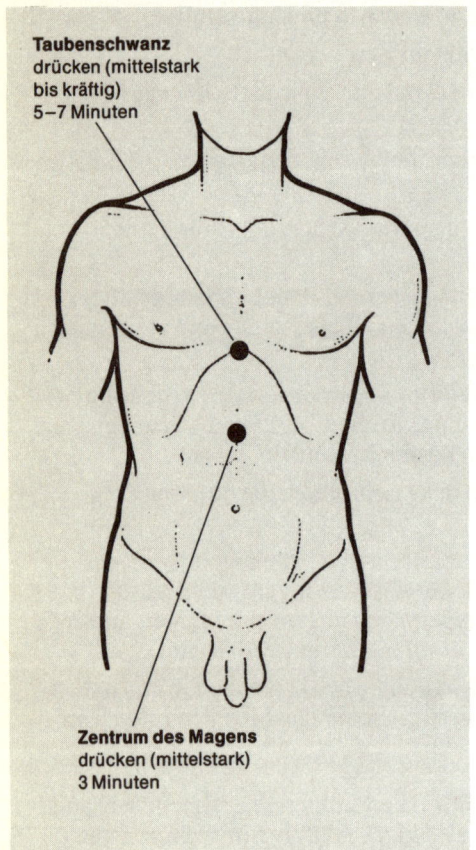

Taubenschwanz
drücken (mittelstark bis kräftig)
5–7 Minuten

Zentrum des Magens
drücken (mittelstark)
3 Minuten

Göttlicher Gleichmut
drücken (leicht bis mittelstark)
8 Minuten

Tauender Bach
drücken (mittelstark)
5 Minuten

Durchgang zum Yin
drücken (kräftig)
5 Minuten

Taubenschwanz (ausgleichender Energiepunkt) bis zu 4mal täglich mit dem Mittelfinger mit wechselndem Druck Richtung Hals akupressieren.
Göttlicher Gleichmut (4 Querfinger unter der äußeren Kniegelenksgrube): Morgens mit Johanniskrautöl (Signal für Aktivität), abends mit Distelöl (Signal für Ruhe) akupressieren.
Tauender Bach und Überschlagende Welle (Seite 21): Punkte mit Anregungswirkung.
Durchgang zum Yin: Punkt mit Anregungswirkung.

Angstzustände

In diesem Fall werden die jeweiligen Beschwerden mitbehandelt. Unterstützen Sie die Behandlung mit natürlichen Maßnahmen: vollwertige Ernährung, Tees, Entspannung, richtige Atmung. So können die den Angstzuständen zugrundeliegenden psychischen Gleichgewichtsstörungen wieder in Harmonie gebracht werden.

Der Erfolg der Akupressur ist nicht über Nacht zu erwarten; arbeiten Sie ruhig und konsequent die Punkte durch und beobachten Sie Ihre Reaktionen zwei oder drei Wochen lang.

Wichtig: Bei Verstimmungen (Niedergeschlagenheit) niemals Punkte mit Beruhigungswirkung drücken!

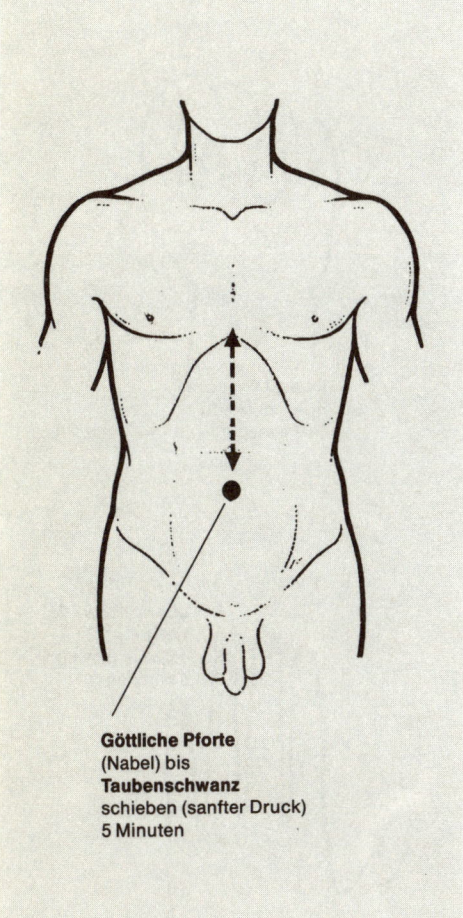

Göttliche Pforte
(Nabel) bis
Taubenschwanz
schieben (sanfter Druck)
5 Minuten

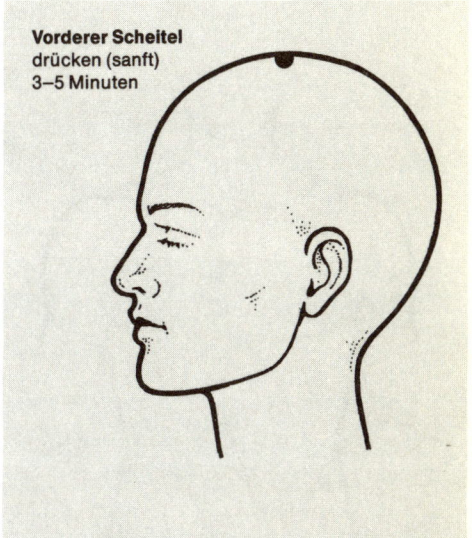

Vorderer Scheitel
drücken (sanft)
3–5 Minuten

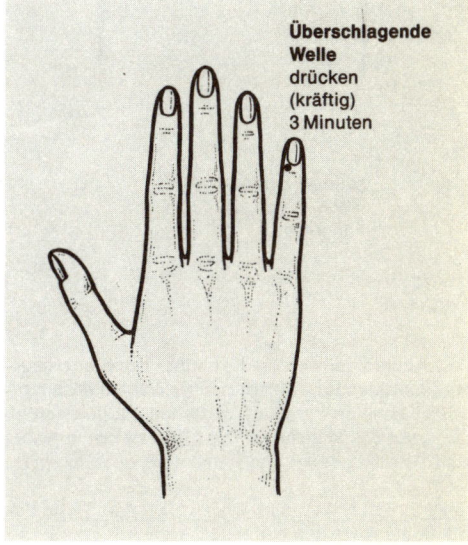

**Überschlagende
Welle**
drücken
(kräftig)
3 Minuten

Zentrum des Magens (Seite 20), in Kombination mit der Zone Göttliche Pforte und Taubenschwanz akupressieren.

Vorderer Scheitel: 3 Querfinger vor jenem Mittelpunkt, der gebildet wird aus der Kreuzung von Symmetrieachse und der über den Kopf verlaufenden Linie zwischen den Ohrspitzen.

Appetitlosigkeit

Appetitlosigkeit ist meist eine vorübergehende Störung. Dauert sie länger an, kann sie auf ein ernsteres Problem (beispielsweise eine beginnende Infektionskrankheit) hinweisen.

Bei Kindern kann ein ungewohnter Appetitwechsel auch entwicklungsbedingt sein; sinkt das Körpergewicht jedoch stark (20% unter die Norm), müssen Sie sich umgehend mit einem Arzt beraten. Die

Pubertätsmagersucht (Anorexie) ist seelisch bedingt und bedarf einer psychotherapeutischen Behandlung. Bei Untergewicht verfügt der Körper im Bedarfsfall (so bei Grippe) über zu wenig Abwehrkräfte. Kurzfristige Appetitlosigkeit kann auch eine natürliche Reaktion des Körpers bei Störungen im Verdauungstrakt sein.

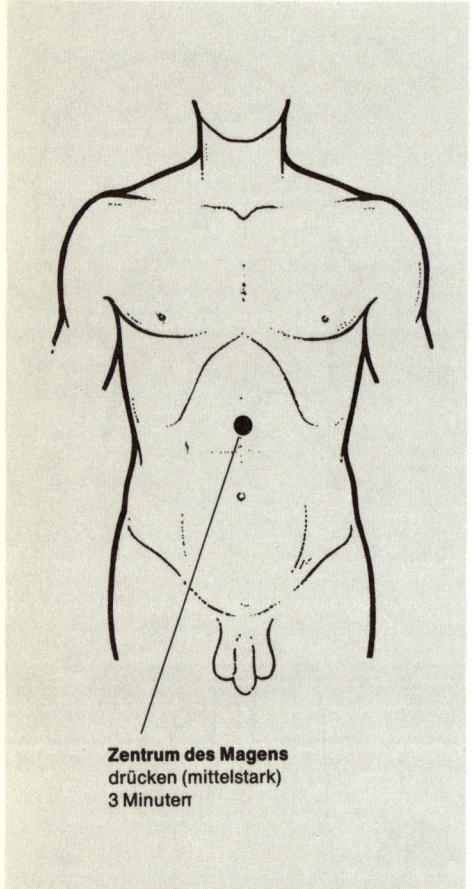

Zentrum des Magens
drücken (mittelstark)
3 Minuten

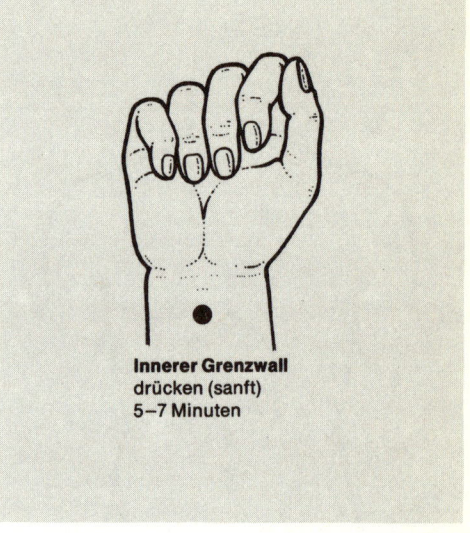

Innerer Grenzwall
drücken (sanft)
5–7 Minuten

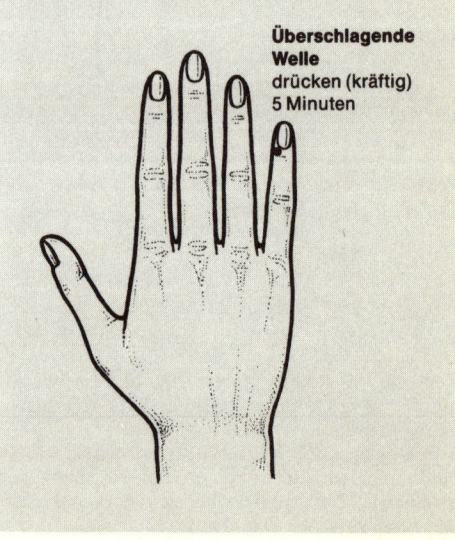

Überschlagende Welle
drücken (kräftig)
5 Minuten

Mit Akupressur werden die natürlichen Steuerungsmechanismen für Appetit reaktiviert; am besten etwa 20 Minuten vor den Mahlzeiten akupressieren!
Zentrum des Magens (in der Mitte zwischen Nabel und Brustbeinende) von unten nach oben akupressieren.
Innerer Grenzwall und Überschlagende Welle vor allem bei psychisch bedingter Appetitlosigkeit.

Atembeschwerden

Treten Kurzatmigkeit, Atemnot, starke Atemgeräusche oder beschleunigte Atmung in Ruhe auf, also nicht als Folge einer körperlichen Anstrengung, können sowohl organische als auch psychische Faktoren die Ursache sein. In der ganzheitlichen Lehre symbolisiert die Atmung das Leben schlechthin; in vielen Sprachen sind die Bezeichnungen für Atem, Geist, Seele oder Leben identisch. Die Erscheinungsbilder der Atembeschwerden reichen von Beklemmungsgefühlen in der Brust bis zur völligen Verkrampfung der Bronchialmuskulatur beim Asthma. Mit Akupressur kann die Anfallshäufigkeit beim Asthma deutlich gesenkt werden.

Einfacher Test: Mit einmal Ausatmen sollten Sie einen Plastikbeutel (15 × 25 cm) füllen können.

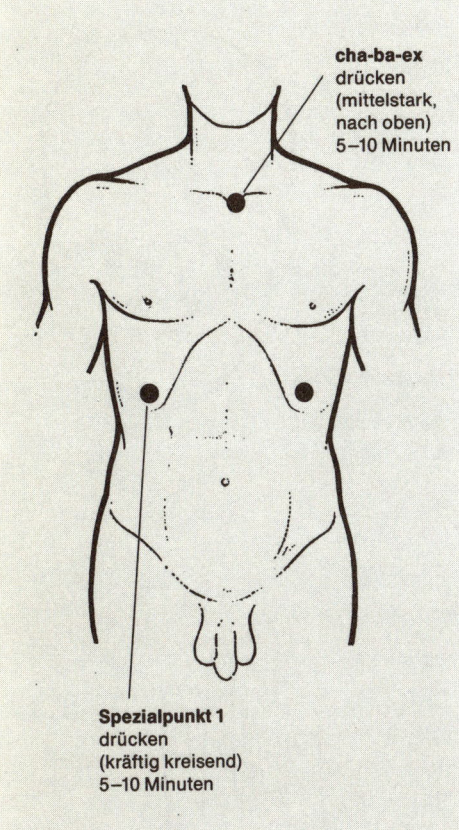

cha-ba-ex
drücken
(mittelstark,
nach oben)
5–10 Minuten

Spezialpunkt 1
drücken
(kräftig kreisend)
5–10 Minuten

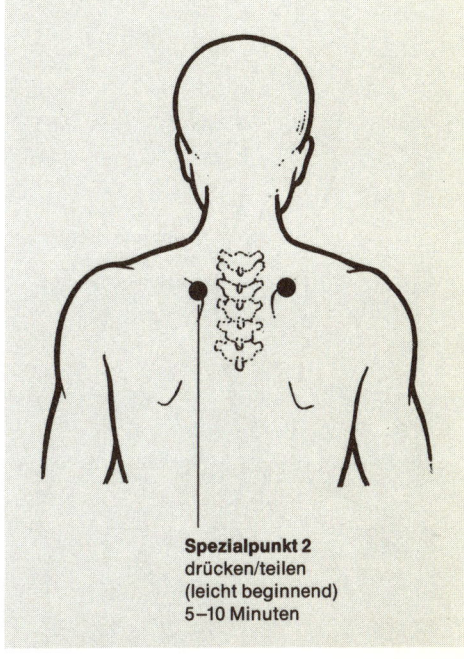

Spezialpunkt 2
drücken/teilen
(leicht beginnend)
5–10 Minuten

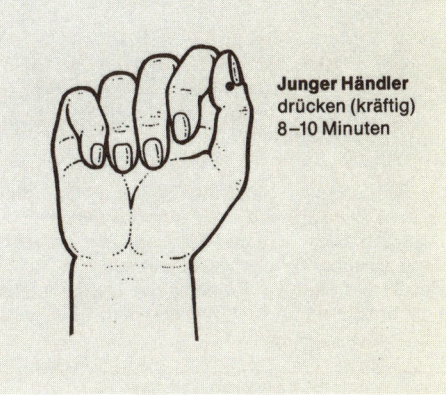

Junger Händler
drücken (kräftig)
8–10 Minuten

cha-ba-ex: Spezialpunkt an der oberen Brustbeinspitze (in der Grube des Schlüsselbeingelenks), kann auch punktiert werden.

Spezialpunkt 1 (in der Mitte zwischen Brust und Nabel, direkt unter der Brustwarze) mit dem Mittelfinger akupressieren.

Spezialpunkt 2 (2 Querfinger links und rechts der Wirbelsäule in Höhe des 3. Rückenwirbels) mit Partnerhilfe!

Junger Händler: Meisterpunkt der Lunge.

Bauchschmerzen

Unspezifische Bauchschmerzen können ebenso durch Störungen des Verdauungstraktes verursacht sein wie durch psychische Spannungen und Verkrampfungen. Bei organischen Störungen im zusammenhängenden Verdauungssystem werden meist auch die benachbarten Organe erfaßt. Unwohlsein, Völlegefühl, Bauchweh, Blähungen und Stuhlprobleme können die Folge sein. Sind Ge-schwüre oder Entzündungen Ursache der Bauchschmerzen, kann mit Akupressur nur der Schmerz gelindert werden. Sind hingegen Krämpfe der glatten Muskulatur oder Fehlsteuerungen bei der Ausscheidung von Verdauungssäften Ursache der Schmerzen, kann Akupressur zu andauernder Beschwerdefreiheit führen.

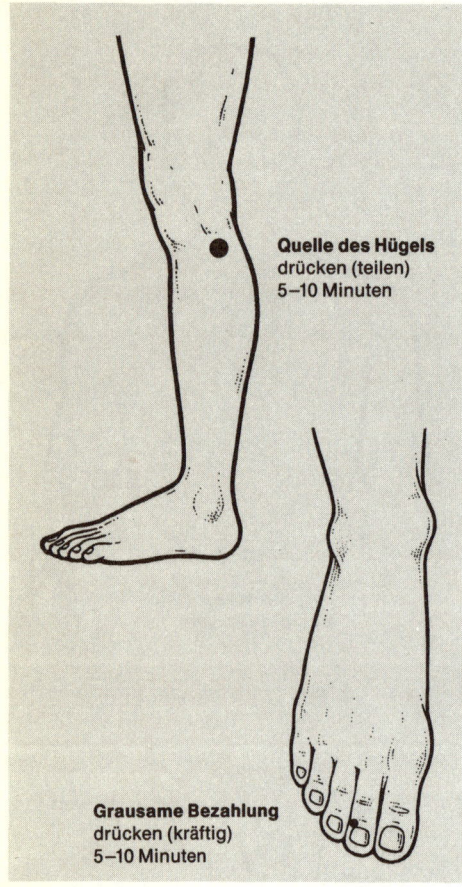

Quelle des Hügels
drücken (teilen)
5–10 Minuten

Grausame Bezahlung
drücken (kräftig)
5–10 Minuten

Tränenfänger
drücken (leicht)
5 Minuten

Meister des Duftes
drücken
(sanft beginnend)
5 Minuten

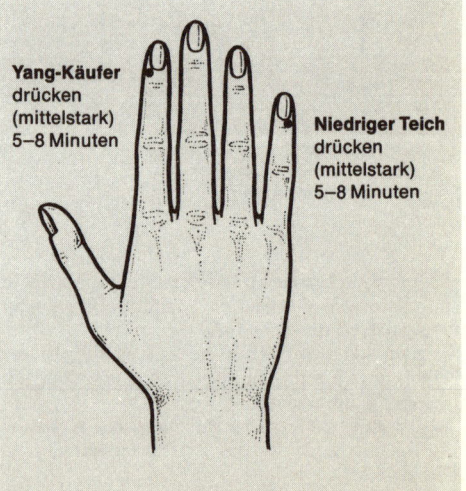

Yang-Käufer
drücken
(mittelstark)
5–8 Minuten

Niedriger Teich
drücken
(mittelstark)
5–8 Minuten

Quelle des Hügels: am hinteren Rand des Schienbeins in einer deutlich spürbaren Rundung.
Grausame Bezahlung und Tränenfänger: Harmonisierungspunkte für die Magenfunktion.
Meister des Duftes (»Empfang des Duftes«) leicht und ausdauernd bis zu 10 Minuten lang akupressieren (Schleimhaut-Punkt).
Yang-Käufer und Niedriger Teich: Harmonisierungspunkte für die Darmfunktion.

Beinschmerzen

Ursache von schmerzenden Beinen sind entweder Überbeanspruchungen des Muskel- und Sehnenapparates oder durch Gefäßveränderungen bedingte Krämpfe. Werden die Schmerzen durch Schwellungen verursacht, können auch Funktionsstörungen von Herz und Nieren vorliegen (Rücksprache mit dem Arzt!). Schmerzen durch Krampfadern können mit Akupressur deutlich gebessert werden.

Im alten China wurde von den Soldaten der Punkt »Drei Meilen« zur Bekämpfung der Müdigkeit und zur Erhöhung der Marschleistung gedrückt.

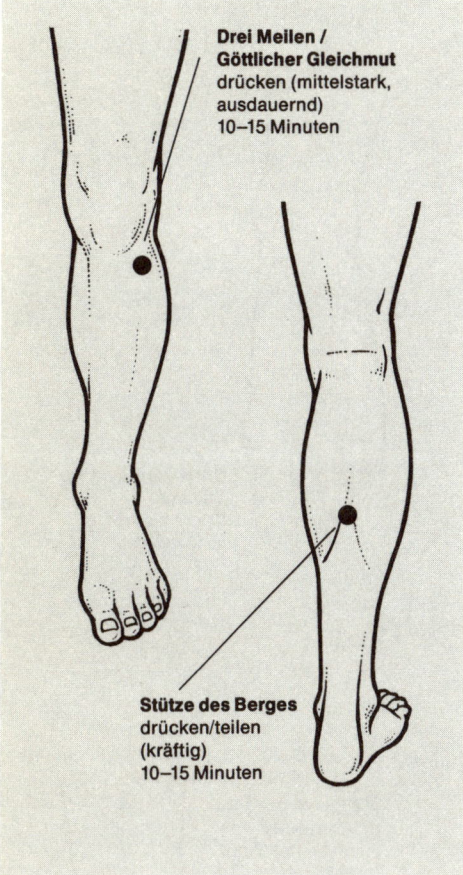

**Drei Meilen /
Göttlicher Gleichmut**
drücken (mittelstark,
ausdauernd)
10–15 Minuten

Stütze des Berges
drücken/teilen
(kräftig)
10–15 Minuten

Höchste Attacke
drücken
(mittelstark)
5–10 Minuten

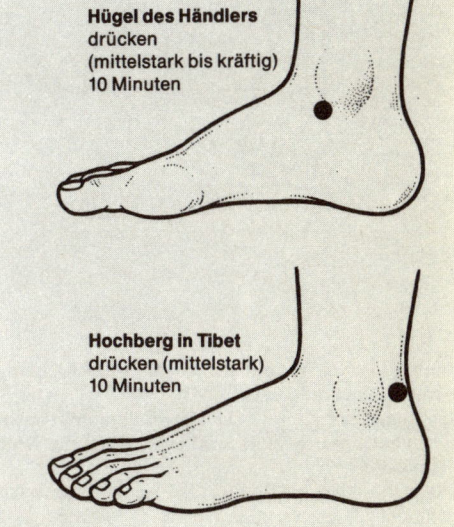

Hügel des Händlers
drücken
(mittelstark bis kräftig)
10 Minuten

Hochberg in Tibet
drücken (mittelstark)
10 Minuten

Drei Meilen (Göttlicher Gleichmut) und
Stütze des Berges bei Krämpfen kombiniert akupressieren (Partnerhilfe) – jeweils paarweise leicht kreisend bis zu 15 Minuten lang.
Höchste Attacke (im Winkel von 1. und 2. Mittelfußknochen) bei Schwellungen.
Hochberg in Tibet (direkt in der Vertiefung hinter der Spitze des äußeren Knöchels): Meisterpunkt der Schmerzen.

Bettnässen

Wichtig ist die Klärung, ob diese Blasenschwäche psychische, oder ob sie körperlich-organische Ursachen hat wie chronische Reizzustände, Störungen im Nervensystem.

Bettnässen bei Kindern: Wenn keine organische Störung vorliegt, dient es meist dazu, einen Druck (Schule, Elternhaus) abzuleiten; Strafen, Drohungen, Vorwürfe verstärken die Störung.

Bettnässen bei Erwachsenen: Eine länger andauernde Störung der Blasenfunktion kann auch Beginn eines Nervenleidens sein.

Mit Akupressur wird eine generelle psychische Harmonisierung und die Normalisierung des Spannungszustandes der Blasenmuskulatur erreicht.

Kinder sollten die Selbstbehandlung lernen.

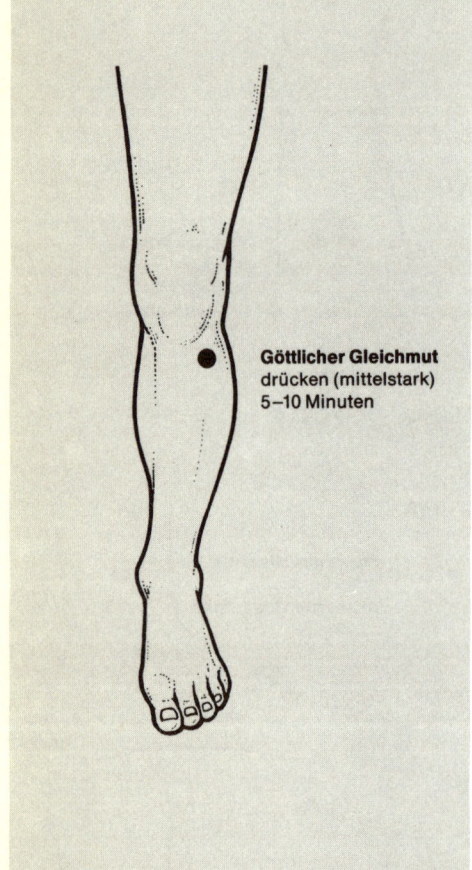

Göttlicher Gleichmut
drücken (mittelstark)
5–10 Minuten

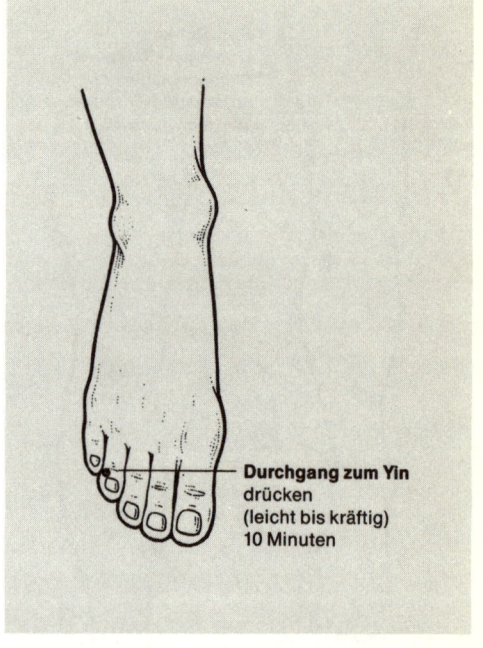

Durchgang zum Yin
drücken
(leicht bis kräftig)
10 Minuten

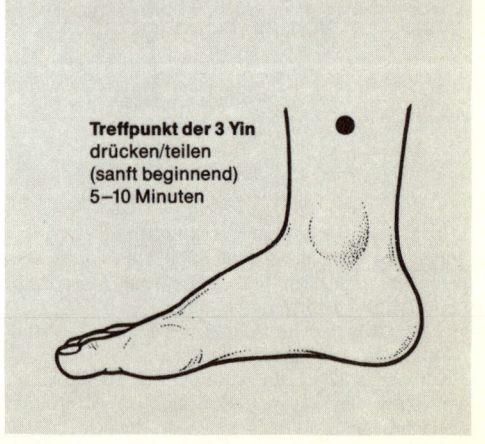

Treffpunkt der 3 Yin
drücken/teilen
(sanft beginnend)
5–10 Minuten

Durchgang zum Yin mit seitlichem Druck Richtung Großzehe akupressieren.

Treffpunkt der 3 Yin (4 Querfinger über dem höchsten Punkt des inneren Knöchels) Richtung Knie akupressieren.

Längere Behandlungsdauer; am besten täglich vor dem Schlafengehen alle Punkte 3 Minuten lang drücken.

26

Blasenstörungen

Psychisches Befinden und Blasenfunktion sind in engem Zusammenhang zu sehen. Jeder kennt den Druck in der Harnblase in Momenten großer Anspannung. Das Harnträufeln ist auf einen fehlenden Muskeltonus des Blasenmuskels zurückzuführen. Das Harnverhalten hat seine Ursache in Verkrampfungen der Muskulatur (Spasmen).
Je nach Befindensstörung stärken wir mit Akupressur den Spannungszustand der Blasenmuskulatur oder lösen Verspannungen.
Die Gefahr, daß aus einer Blasenverkühlung eine Blasenentzündung wird, kann mit Akupressur deutlich verringert werden. Vorsicht bei möglichen oder vorhandenen Ablagerungen (Blasensteine).

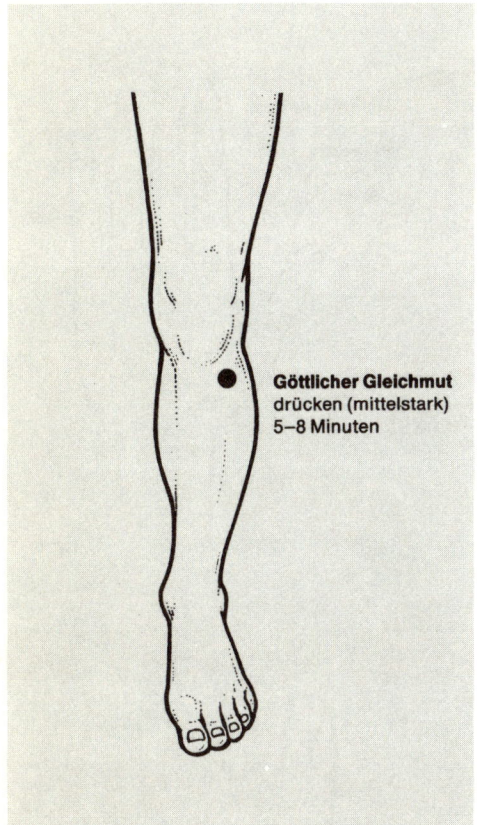

Göttlicher Gleichmut
drücken (mittelstark)
5–8 Minuten

Spezialpunkt
drücken
(kräftig)
30 Sekunden

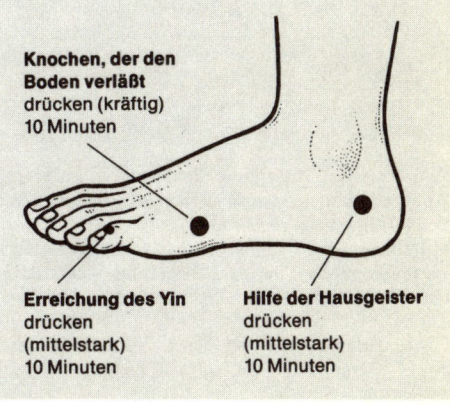

Knochen, der den Boden verläßt
drücken (kräftig)
10 Minuten

Erreichung des Yin
drücken
(mittelstark)
10 Minuten

Hilfe der Hausgeister
drücken
(mittelstark)
10 Minuten

Göttlicher Gleichmut zur generellen Harmonisierung akupressieren.
Spezialpunkt am Kleinfingergelenk (1. Gelenkfurche) 30 Sekunden lang kräftig akupressieren.
Knochen, der den Boden verläßt (in der Vertiefung des Mittelfußknochens vor dem Grundgelenk der Kleinzehe) und Erreichung des Yin bei Harnverhalten.
Hilfe der Hausgeister und Erreichung des Yin bei Harnträufeln (fehlendem Muskeltonus).

27

Bluthochdruck

Blutdruckprobleme müssen stets zunächst durch den Arzt geklärt sein. Der Bluthochdruck (Hypertonie) ist die Folge einer Verengung der Blutgefäße und der dadurch notwendigen höheren Herzleistung. Ursachen des Bluthochdrucks können unter anderem sein: Veranlagung, Infektionen, Hormonstörungen, Allergien. Begleiterscheinungen sind Kopfschmerzen, Schwindelgefühl, Ohrensausen, ständige Gereiztheit, dauerndes »unter Druck Stehen«, Schlafstörungen. Vor allem Übergewichtige sind hochdruckgefährdet.

Liegt der systolische Druck (der höhere der beiden Werte bei der Blutdruckmessung) über 150 mm Hg, sprechen wir von Bluthochdruck.

Mit Akupressur kann eine ärztliche Therapie wirkungsvoll unterstützt werden.

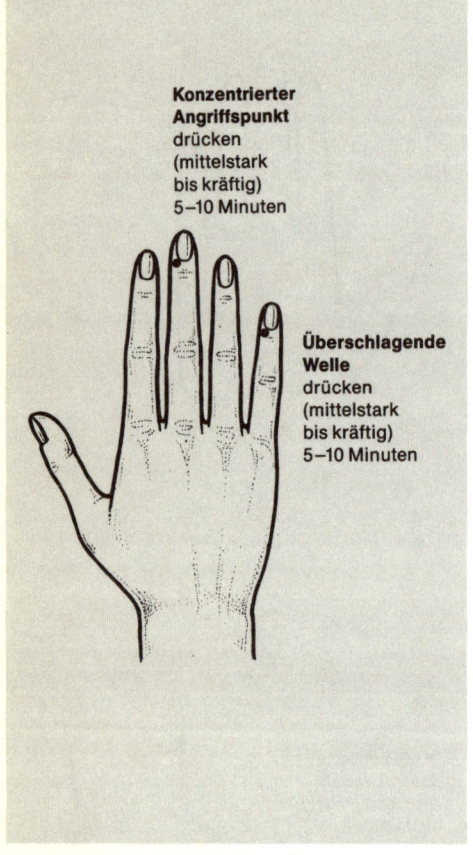

Konzentrierter Angriffspunkt drücken (mittelstark bis kräftig) 5–10 Minuten

Überschlagende Welle drücken (mittelstark bis kräftig) 5–10 Minuten

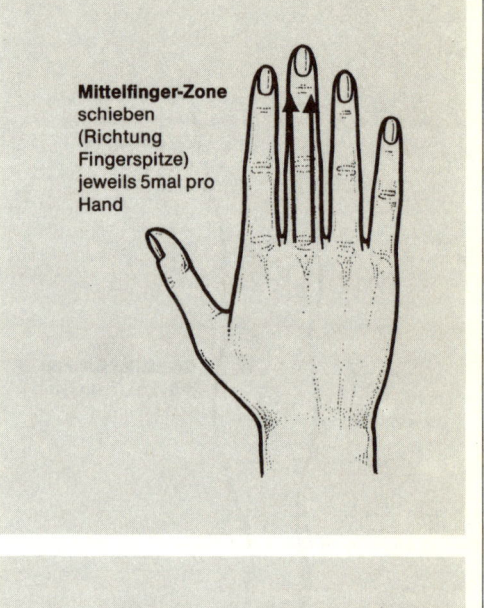

Mittelfinger-Zone schieben (Richtung Fingerspitze) jeweils 5mal pro Hand

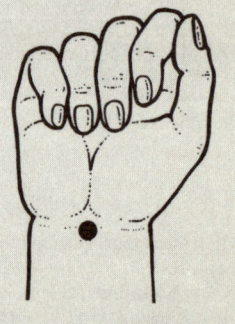

Große Erhebung drücken (mittelstark) 10 Minuten

Konzentrierter Angriffspunkt und Überschlagende Welle können mehrmals täglich akupressiert werden (Harmonisierungspunkte).

Mittelfinger-Zone: Schieben hat energieableitende Wirkung; mit Daumen und Zeigefinger der anderen Hand »längerziehen«; Wechsel nach jeweils 5 Zügen.

Große Erhebung (in der Mitte des Handgelenks, direkt hinter den Handwurzelknochen): Beruhigungspunkt.

Blutniederdruck

Von Blutniederdruck (Hypotonie) sprechen wir bei einem systolischen Wert (der höhere der beiden Werte bei der Blutdruckmessung) von unter 100 mm Hg. Viele Beschwerden gleichen denen des Bluthochdrucks: Kopfschmerzen, Schwindelgefühl. Hinzu kommen meist starke Müdigkeit, erhöhtes Schlafbedürfnis, Wetterfühligkeit. Angezeigt sind alle kreislaufanregenden Tätigkeiten wie Sport und Wechselduschen. Viele Menschen leben mit einem gering niedrigen Blutdruck, ohne darunter zu leiden. Aufgrund ihrer geringeren Gefäßbelastung haben sie eine durchschnittlich höhere Lebenserwartung als Menschen mit normalen Blutdruckwerten. Mit Akupressur kann eine ärztliche Therapie unterstützt, die mit Niederdruck verbundenen Begleiterscheinungen können gelindert werden.

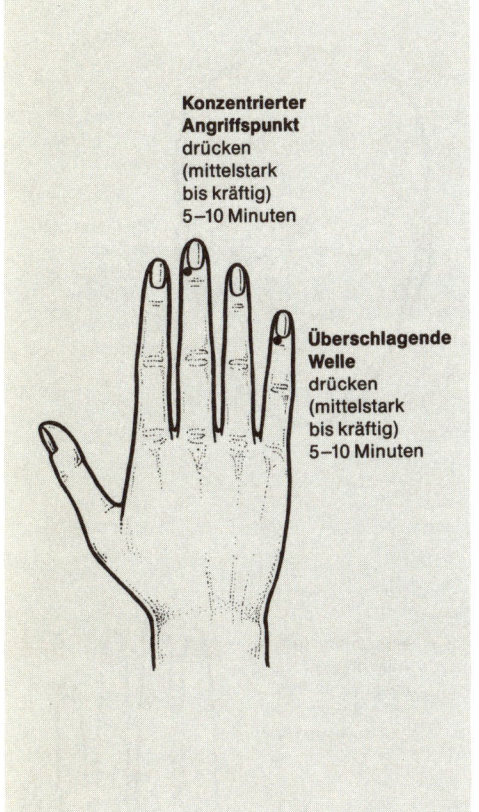

Konzentrierter Angriffspunkt
drücken (mittelstark bis kräftig) 5–10 Minuten

Überschlagende Welle
drücken (mittelstark bis kräftig) 5–10 Minuten

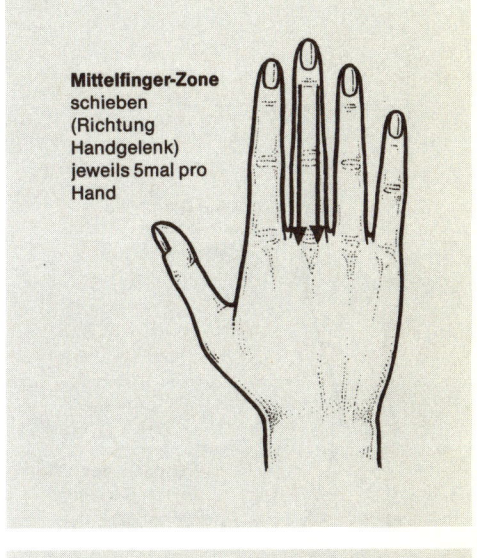

Mittelfinger-Zone
schieben (Richtung Handgelenk) jeweils 5mal pro Hand

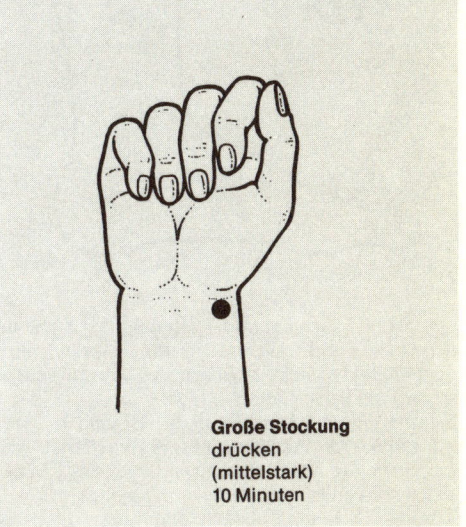

Große Stockung
drücken (mittelstark) 10 Minuten

Konzentrierter Angriffspunkt und Überschlagende Welle bei Bedarf mehrmals am Tag akupressieren (Harmonisierungs- und Anregungspunkte).
Mittelfinger-Zone Richtung Handgelenk schieben (aufbauende, stärkende Wirkung).
Große Stockung: auf der Handgelenkslinie unter dem Daumenballen, in der Verlängerung des Zeigefingers.
Blutdruckregulierend wirkt auch das Ziehen der Haut zwischen den Mittelhandknochen (leichter Zangengriff in Richtung Fingergelenke).

Durchblutungsstörungen

Kalte Hände und kalte Füße haben – so sagt schon der Volksmund – für Entstehung und Verlauf von Krankheiten große Bedeutung. Durchblutungsstörungen können funktionell (nervös-unbewußte Muskelverkrampfungen) und organisch bedingt sein (beispielsweise durch Arteriosklerose). In Statistiken ist bei mehr als der Hälfte aller peripheren Durchblutungsstörungen das Rauchen als Ursache ausgewiesen! Vollwertige Ernährung und regelmäßige Bewegung (Kreislaufanregung) sind wichtige Behandlungsmethoden!

Akupressur hilft, den überhöhten Spannungszustand der Blutgefäße zu normalisieren.

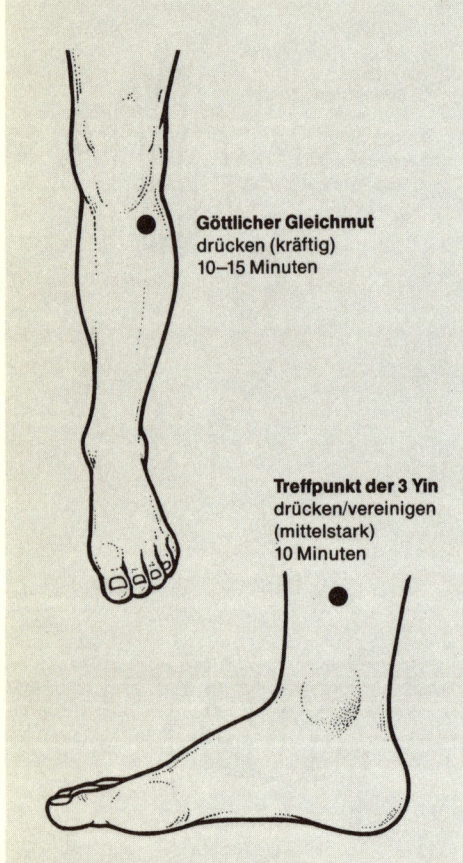

Göttlicher Gleichmut
drücken (kräftig)
10–15 Minuten

Treffpunkt der 3 Yin
drücken/vereinigen
(mittelstark)
10 Minuten

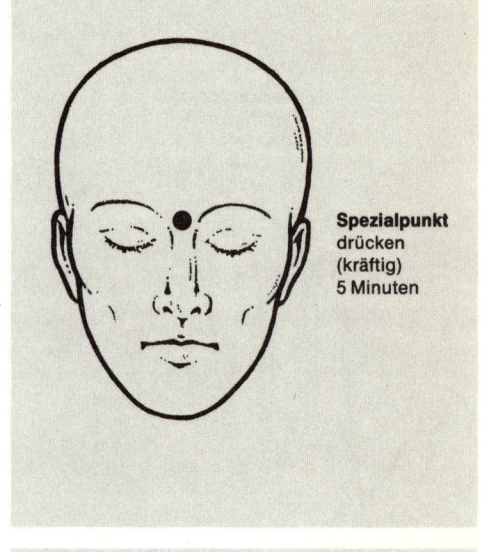

Spezialpunkt
drücken
(kräftig)
5 Minuten

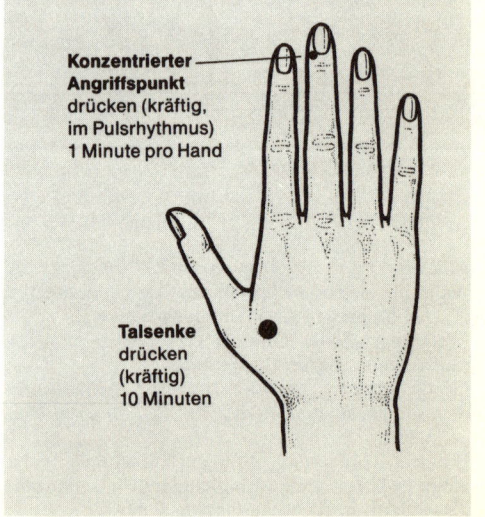

Konzentrierter Angriffspunkt
drücken (kräftig, im Pulsrhythmus)
1 Minute pro Hand

Talsenke
drücken
(kräftig)
10 Minuten

Göttlicher Gleichmut und Treffpunkt der 3 Yin am besten links und rechts gleichzeitig akupressieren.
Spezialpunkt (direkt zwischen den Augenbrauen) speziell bei Schwindel.
Konzentrierter Angriffspunkt: Besonders wirkungsvoll ist die Akupressur im Herzrhythmus – die Punkte beider Hände nacheinander jeweils 1 Minute lang akupressieren (Anregungspunkte).
Talsenke Richtung Ellbogen akupressieren.

Durchfall

Es gibt viele Ursachen von Durchfall: Ernährungsfehler, Infektionen, Entzündungen, Stoffwechselstörungen, Medikamenteneinfluß. Starker Durchfall ist immer mit Verlust von Flüssigkeit und Mineralsalzen im Körper verbunden; diese Verluste müssen unbedingt ausgeglichen werden! (Ungesüßter Kräutertee mit Kochsalzzusatz oder fertige Lösungen aus der Apotheke.) Organisch bedingter

Durchfall (Infektionen) darf auf keinen Fall gewaltsam gestoppt werden – dem Körper würde damit eine wichtige Schadstoffabfuhr genommen.
Akupressur ist sehr wirksam bei Durchfall, der durch eine psychische Fehlsteuerung verursacht ist (so bei Prüfungen, Aufregungen, Angst), und verhindert Darmkrämpfe sowie eine zu starke Reizung der Darmschleimhäute.

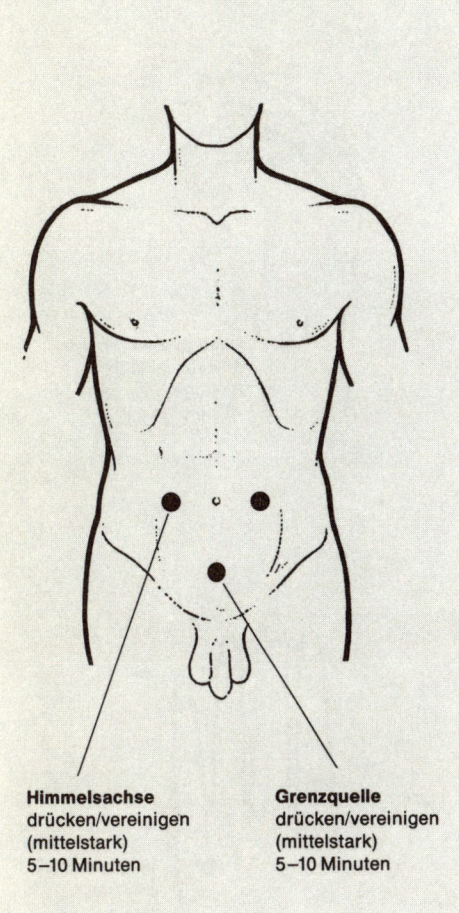

Himmelsachse
drücken/vereinigen
(mittelstark)
5–10 Minuten

Grenzquelle
drücken/vereinigen
(mittelstark)
5–10 Minuten

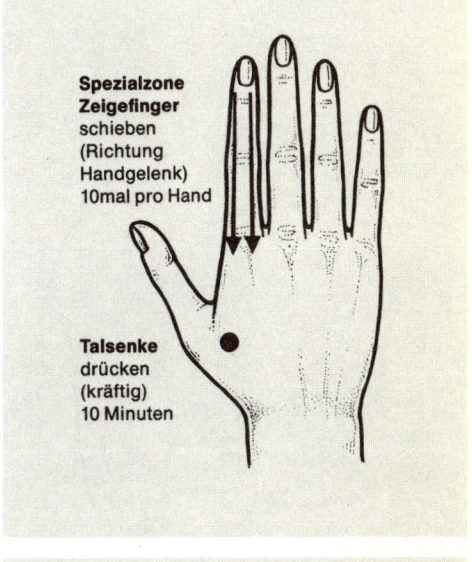

**Spezialzone
Zeigefinger**
schieben
(Richtung
Handgelenk)
10mal pro Hand

Talsenke
drücken
(kräftig)
10 Minuten

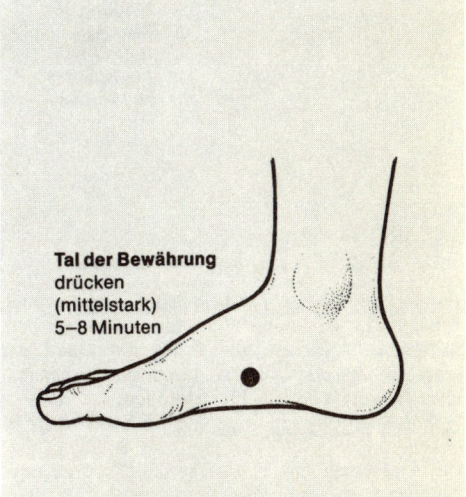

Tal der Bewährung
drücken
(mittelstark)
5–8 Minuten

Die Punkte der Himmelsachse: 3 Querfinger links und rechts vom Nabel.
Grenzquelle: 1 Handbreit oberhalb des Schambeinansatzes.
Spezialzone – Zeigefinger Richtung Handgelenk schieben; jeweils 10mal an der linken und der rechten Hand.

Ellbogenschmerzen

Einseitige Belastung oder Überanstrengung durch falschen Bewegungsablauf sind meist unmittelbare Ursache von Ellbogenschmerzen. Bei bestimmten Sportarten und einigen beruflichen Tätigkeiten kommt es durch den stets gleichbleibenden Bewegungsablauf zu einem Reizzustand oder einer Entzündung im Bereich des Gelenkfortsatzes, mit dem die Sehnen und Muskeln des Unterarms verbunden sind (so beim Tennisellbogen). Häufig stehen mit Ellbogenschmerzen auch Probleme der Halswirbelsäule in Verbindung (→ Wirbelsäulenprobleme, Seite 67).

Akupressiert wird der »locus-dolendi-Punkt« (Ort des Schmerzes), also ein Punkt direkt im schmerzenden Bereich.

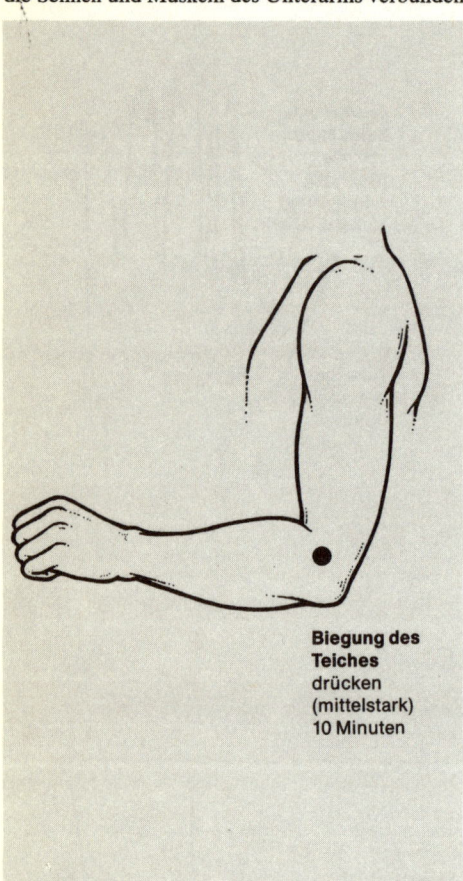

Biegung des Teiches
drücken
(mittelstark)
10 Minuten

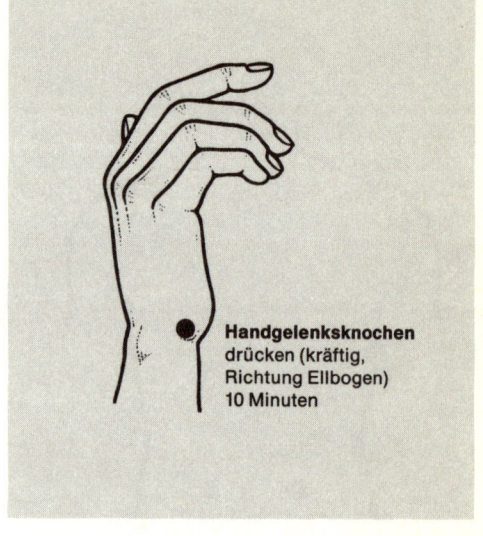

Handgelenksknochen
drücken (kräftig,
Richtung Ellbogen)
10 Minuten

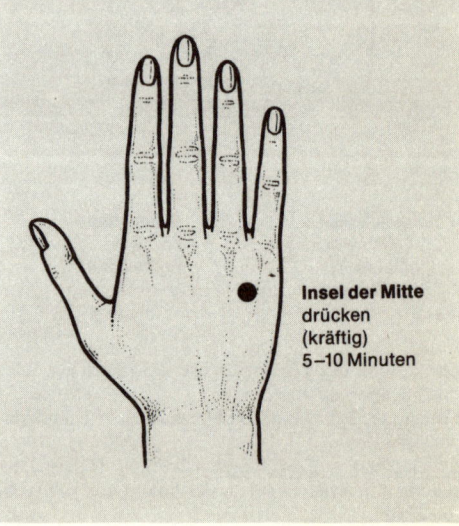

Insel der Mitte
drücken
(kräftig)
5–10 Minuten

Biegung des Teiches: Am besten den schmerzenden Ellbogen in die offene Hand legen und mit dem Mittelfinger drücken; dabei mit der Hand des schmerzenden Armes leichte Drehbewegungen machen (wie etwa beim Schlüsseldrehen).

Handgelenksknochen Richtung Ellbogen akupressieren.

Bei Problemen der Halswirbelsäule die entsprechenden Punkte mitbehandeln (→ Seite 67).

32

Erkältungen

Erkältungen sind im allgemeinen leichte Infektionskrankheiten, zurückzuführen auf eine Unterkühlung des Körpers. Begleiterscheinungen sind leichtes Fieber, Kopfschmerzen, Entzündungen der oberen Luftwege, unter Umständen auch Magen- oder Darmstörungen. Ziel der Akupressur ist eine allgemeine Kräftigung des Organismus, um die Abwehrkräfte zu mobilisieren.

Akupressur kann die Infektion bei einer Grippe natürlich nicht heilen, aber eine Reihe von Begleiterscheinungen (Müdigkeit, Kopfdruck, behinderte Nasenatmung) sehr positiv beeinflussen und damit auch die Krankheitsdauer abkürzen.

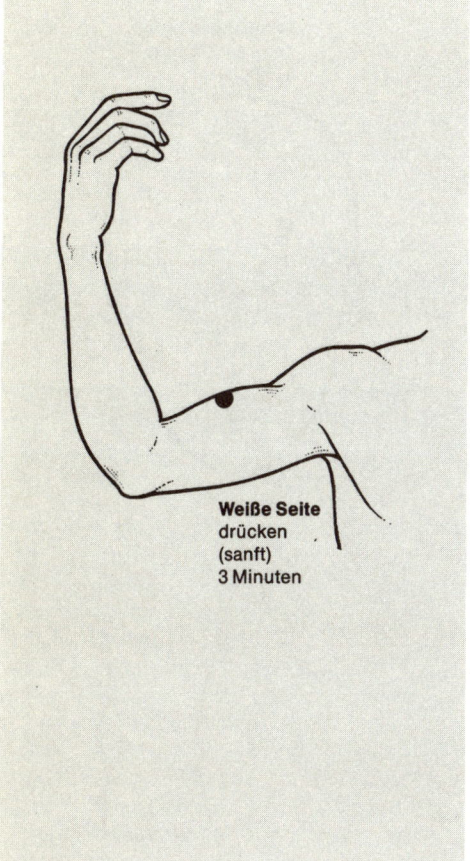

Weiße Seite
drücken
(sanft)
3 Minuten

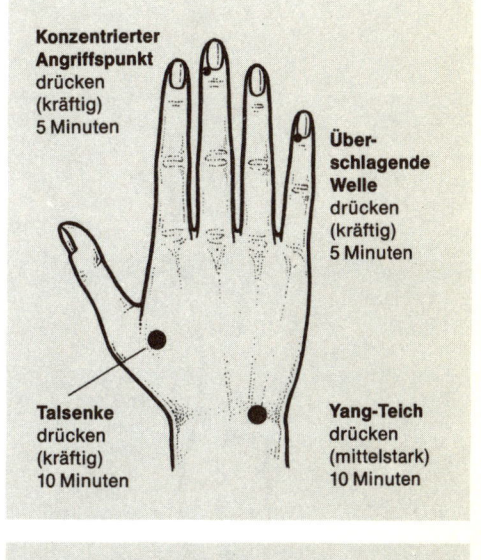

Konzentrierter
Angriffspunkt
drücken
(kräftig)
5 Minuten

Überschlagende
Welle
drücken
(kräftig)
5 Minuten

Talsenke
drücken
(kräftig)
10 Minuten

Yang-Teich
drücken
(mittelstark)
10 Minuten

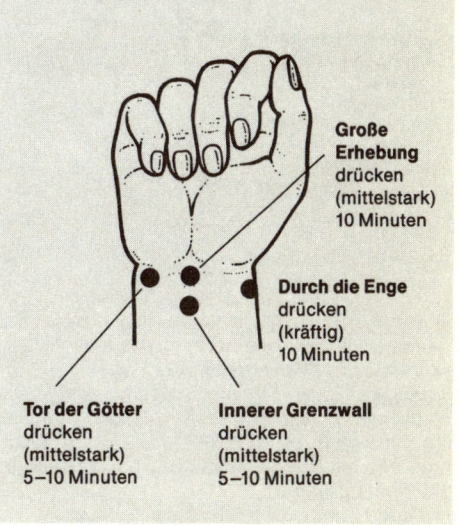

Große
Erhebung
drücken
(mittelstark)
10 Minuten

Durch die Enge
drücken
(kräftig)
10 Minuten

Tor der Götter
drücken
(mittelstark)
5–10 Minuten

Innerer Grenzwall
drücken
(mittelstark)
5–10 Minuten

Weiße Seite: in der Mitte des Oberarms, direkt auf Bizepshöhe.
Konzentrierter Angriffspunkt und Überschlagende Welle in Zeiten erhöhter Infektionsgefahr vorbeugend akupressieren!
Durch die Enge am besten mit Daumen und Zeigefinger (Zangengriff um die Hand) akupressieren.
Innerer Grenzwall: 3 Querfinger hinter dem Handgelenk.

33

Gallenblasen-Funktionsstörungen

»Wenn die Galle überläuft« – diese Redensart weist auf die Verbindung zwischen psychischem Erleben und körperlich-organischen Reaktionen hin. Bevor sich Funktionsstörungen der Gallenblase als Krankheiten bemerkbar machen, kann vorbeugend dafür gesorgt werden, daß die natürlichen Funktionen wieder in Gang kommen.
Vorsicht bei der Behandlung, wenn bereits Ablage-rungen in Gallenblase oder Gallengängen vorliegen! Gallensteine könnten durch anregende Aku-pressur zum Wandern animiert werden; Behand-lung nur durch den Arzt!
Bei einem schmerzhaften Anfall (Kolik), der ausge-löst werden kann durch überfette Mahlzeiten oder Überlastung und Ärger, darf nur stark beruhigend (mit gleichbleibendem Druck) akupressiert werden.

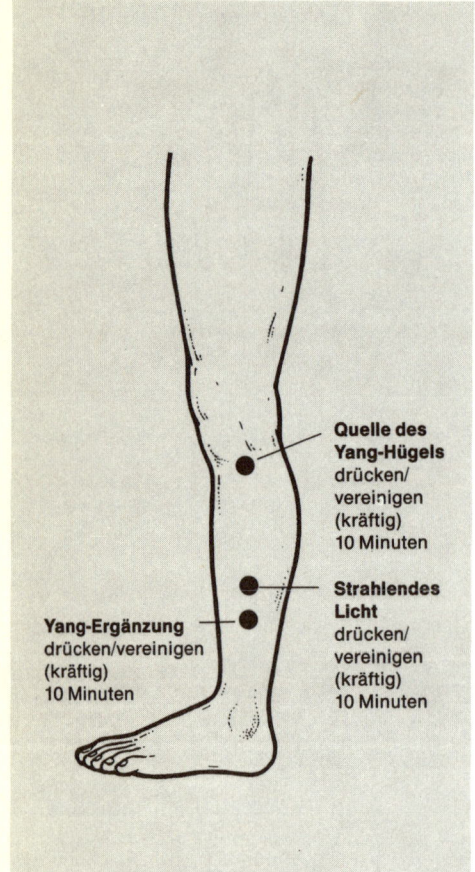

Quelle des Yang-Hügels
drücken/
vereinigen
(kräftig)
10 Minuten

Strahlendes Licht
drücken/
vereinigen
(kräftig)
10 Minuten

Yang-Ergänzung
drücken/vereinigen
(kräftig)
10 Minuten

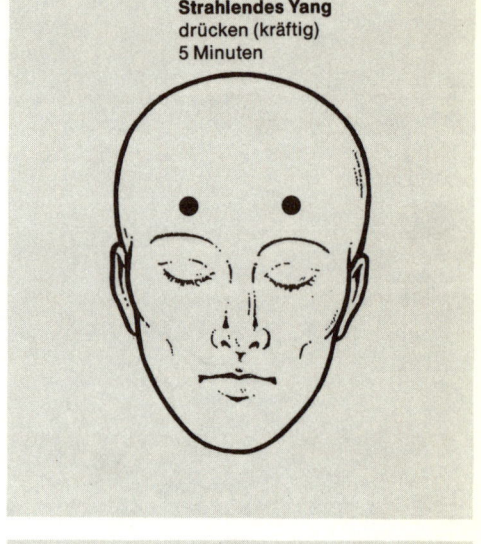

Strahlendes Yang
drücken (kräftig)
5 Minuten

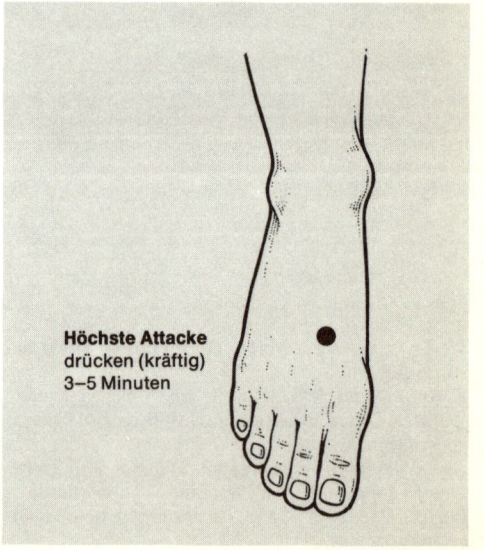

Höchste Attacke
drücken (kräftig)
3–5 Minuten

Quelle des Yang-Hügels (schräg vor dem deutlich spürbaren Wadenbeinköpfchen) Richtung Knöchel akupressieren (Meisterpunkt der Galle).
Strahlendes Yang (1½ Querfinger über der Augen-brauenmitte) bei kolikartigen Anfällen akupressie-ren; links meist besserer Erfolg als rechts. Mittel-starke Akupressur mit gleichbleibendem Druck, bis die Wirkung eintritt.
Höchste Attacke bei kolikartigen Anfällen.

Gelenkschmerzen

Neben Verletzungen (beispielsweise Verstauchungen) sind für Gelenkschmerzen meist durch Rheumatismus bedingte Störungen verantwortlich. Die Ursachen für Rheuma sind bislang noch nicht bekannt; Infektionen und Abnutzungen kommen genauso in Frage wie Veranlagung, Ernährungsfehler, Stoffwechselstörungen oder Unterkühlungen. Bei Entzündungen infolge einseitiger Belastung drückt das Sehnenband schmerzhaft auf die darunterliegenden Nervenstränge.

Mit Akupressur behandeln wir die Schmerzen, die durch entzündliche Prozesse in den Gelenken entstehen. Bewegungseinschränkungen und Schwellungen oder Gelenksteifigkeit lassen sich ebenfalls positiv beeinflussen.

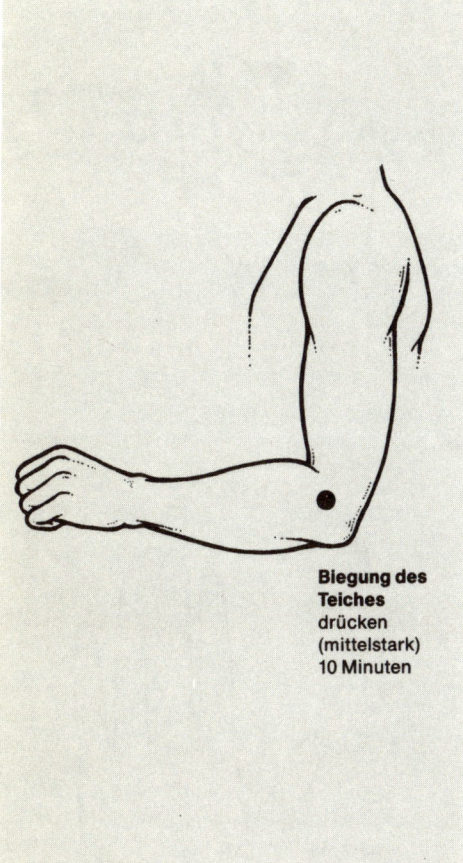

Biegung des Teiches drücken (mittelstark) 10 Minuten

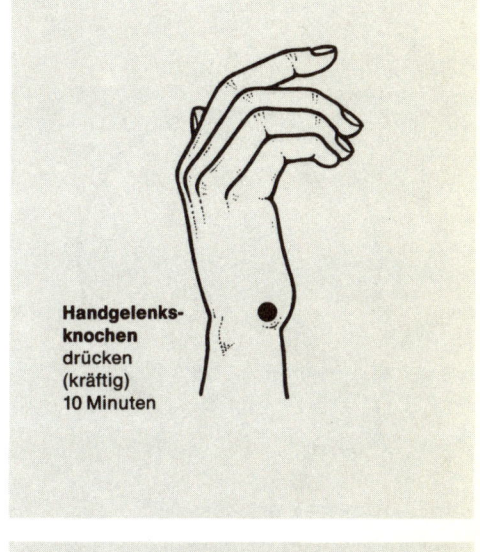

Handgelenks- knochen drücken (kräftig) 10 Minuten

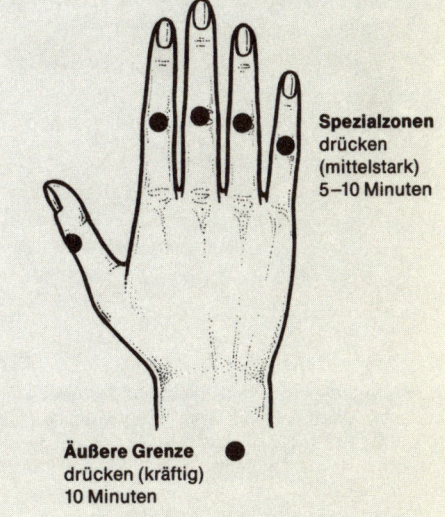

Spezialzonen drücken (mittelstark) 5–10 Minuten

Äußere Grenze drücken (kräftig) 10 Minuten

Spezialzonen an den Fingergelenken mit dem Daumen akupressieren, den behandelten Finger dabei fest umschließen. Sind die Finger der ganzen Hand betroffen, schreibt die chinesische Heilkunde folgende Reihenfolge vor: Ringfinger, Daumen, Mittelfinger, Zeigefinger, Kleinfinger.
Äußere Grenze: 2 Querfinger hinter dem Handgelenk, zwischen Elle und Speiche.

Halsschmerzen

Halsschmerzen können viele Ursachen haben, sie sind meist Begleitsymptom einer anderen Störung (beispielsweise grippaler Infekt, Mandelentzündung).

Eine akute Angina, die nicht ausgeheilt wird, kann viele Folgebeschwerden (Nierenleiden) auslösen; unbedingt zum Arzt!

Die Akupressur schafft Erleichterung beim unkomplizierten Halsschmerz, der sich in Form von Heiserkeit oder leichten Schluckbeschwerden bemerkbar macht.

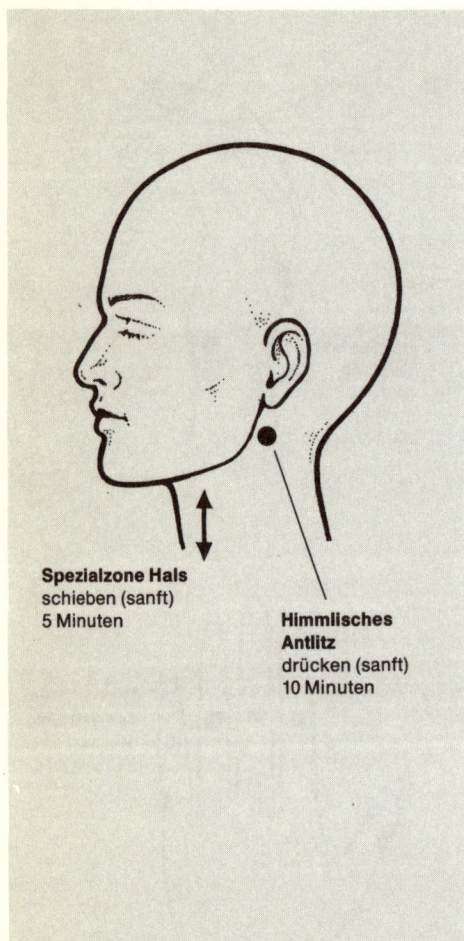

Spezialzone Hals
schieben (sanft)
5 Minuten

Himmlisches Antlitz
drücken (sanft)
10 Minuten

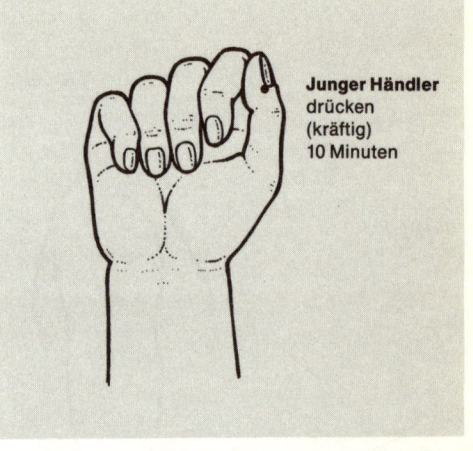

Junger Händler
drücken
(kräftig)
10 Minuten

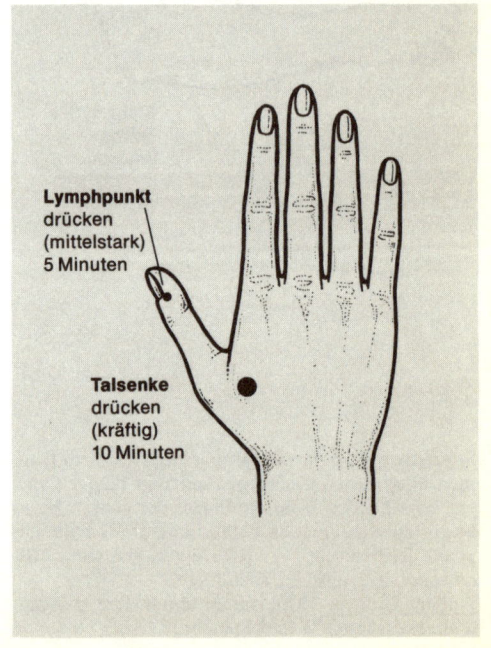

Lymphpunkt
drücken
(mittelstark)
5 Minuten

Talsenke
drücken
(kräftig)
10 Minuten

Junger Händler mehrmals täglich 15 Sekunden lang mit dem Daumennagel stark akupressieren (Meisterpunkt der Lunge).

Lymphpunkt am Daumen: speziell für das Lymphsystem wirksam.

Talsenke: wirkt schleimhautregulierend.

Hämorrhoiden

Die Darmschleimhäute haben im Afterbereich die Form von längsgestellten Falten, in denen viele Venen verlaufen. Durch das Aussacken der Venenwände entwickeln sich Hämorrhoiden. Verantwortlich dafür sind unter anderem Bindegewebsschwäche, falsche Ernährung (Verstopfung) oder Bewegungsmangel. Eine Schwangerschaft begünstigt die Entstehung von Hämorrhoiden.

Schmerzen beim Sitzen und bei der Darmentleerung sowie unangenehmes Afterjucken lassen sich durch Akupressur günstig beeinflussen.

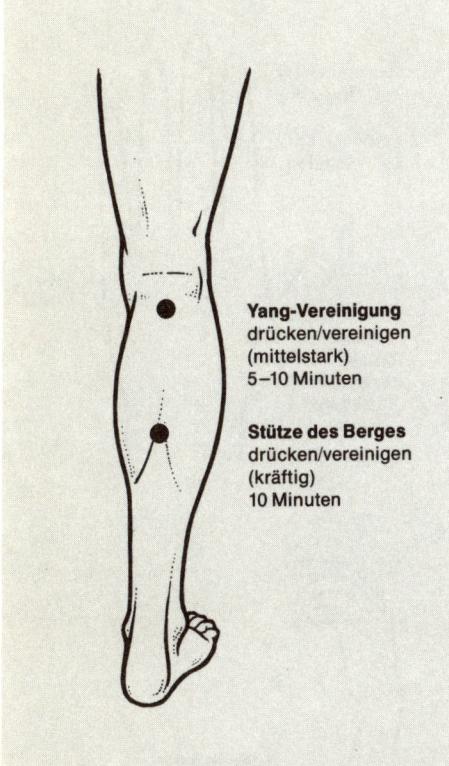

Yang-Vereinigung
drücken/vereinigen
(mittelstark)
5–10 Minuten

Stütze des Berges
drücken/vereinigen
(kräftig)
10 Minuten

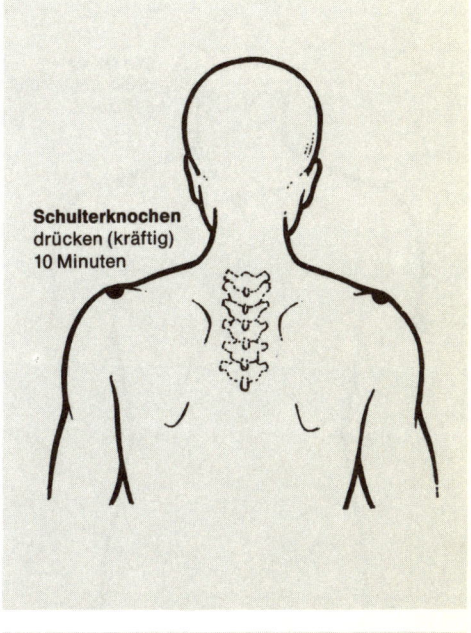

Schulterknochen
drücken (kräftig)
10 Minuten

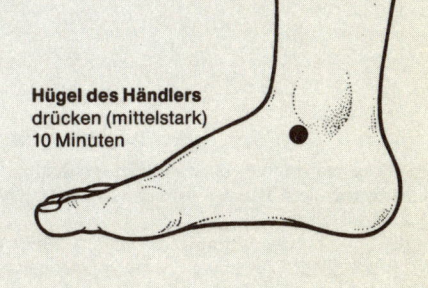

Hügel des Händlers
drücken (mittelstark)
10 Minuten

Yang-Vereinigung (2 Querfinger unter dem Mittelpunkt der Kniekehle) Richtung Ferse akupressieren.
Stütze des Berges (in der Mitte der Erhebungen des Zwillingsmuskels) gleichzeitig auf beiden Seiten mit den Daumen akupressieren (kräftiger Druck).
Schulterknochen (bei waagerecht ausgestrecktem Arm im Grübchen über dem Schultergelenk) wirkt speziell gegen Juckreiz, beeinflußt das Gefäßsystem der Haut über das Vegetativum.
Hügel des Händlers zur allgemeinen Stärkung des Bindegewebes.

Husten

Husten ist ein natürlicher Reflex des Körpers, um sich von Schadstoffen aus dem Atembereich zu befreien. Alles, was in den Atemwegen störend wirkt (Fremdkörper, Staub, Schleim, Schadstoffe durch Rauchen) und dadurch die Atmung behindert, wird durch krampfartige Luftstöße abgesondert. Husten ist also notwendige Selbsthilfe des Körpers. Hustenunterdrückende Medikamente sollten deshalb mit Vorsicht und nur nach ärztlicher Verordnung genommen werden. Empfindliche, gereizte Schleimhäute können einen unangenehmen Hustenreiz verursachen. Dieser Reiz läßt sich mit Akupressur, die beruhigend auf die gereizten Schleimhäute einwirkt, behandeln.

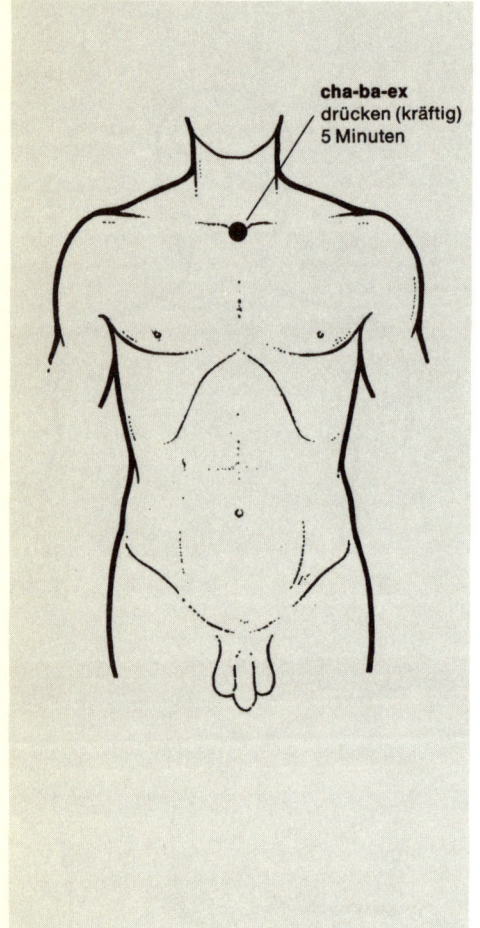

cha-ba-ex
drücken (kräftig)
5 Minuten

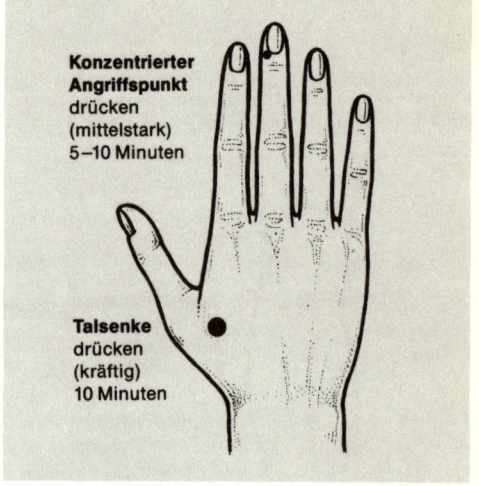

Konzentrierter Angriffspunkt
drücken
(mittelstark)
5–10 Minuten

Talsenke
drücken
(kräftig)
10 Minuten

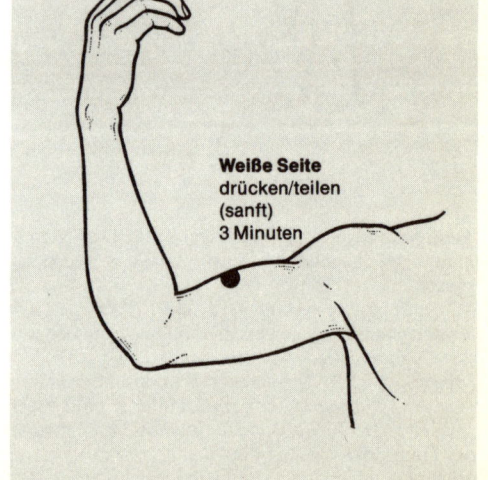

Weiße Seite
drücken/teilen
(sanft)
3 Minuten

cha-ba-ex bei starkem Hustenanfall mit kräftigem, gleichbleibendem Druck, abwechselnd mit Talsenke akupressieren.
Weiße Seite (in der Mitte des Oberarms direkt auf Bizepshöhe) zur Linderung des Reizhustens nur 30 Sekunden lang akupressieren!

Ischiasprobleme, Hexenschuß

Der Ischiasnerv ist einer der längsten Nervenstränge im menschlichen Körper; er verläuft von der Kreuzbeingegend bis zu den Zehen. Wird ein Nervenast eingeklemmt (durch Bandscheibenvorfall oder Wirbelverschiebungen), dann tritt der typische ziehende Ischiasschmerz auf. Wird der Nerv an seinen Austrittsstellen am Wirbelkörper gequetscht, kann es zu Lähmungen kommen.

Plötzlich nach einer Überanstrengung in falscher Stellung auftretende Beschwerden werden als »Hexenschuß« bezeichnet. Die Störung kann immer wieder auftreten, die Beschwerden können chronisch werden, wenn man die Ursachen nicht beseitigt (→ Wirbelsäulenprobleme, Seite 67).
Akupressur bringt Schmerzerleichterung und lockert Muskelverspannungen.

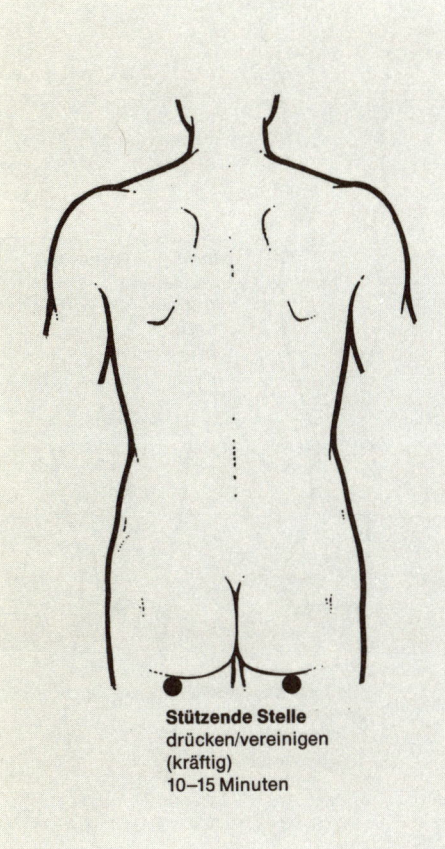

Stützende Stelle
drücken/vereinigen
(kräftig)
10–15 Minuten

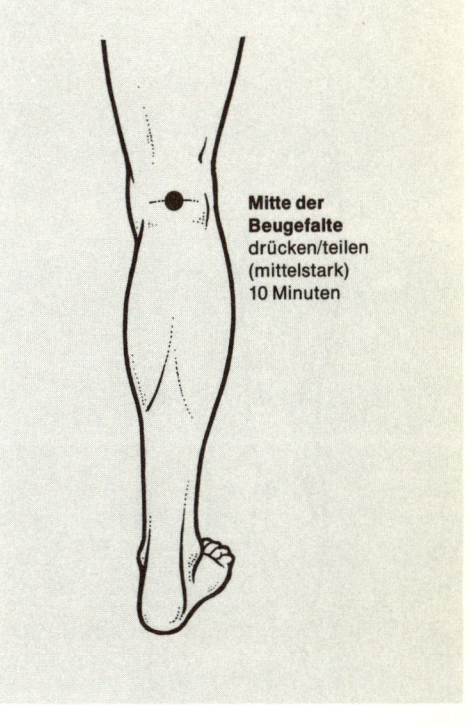

Mitte der Beugefalte
drücken/teilen
(mittelstark)
10 Minuten

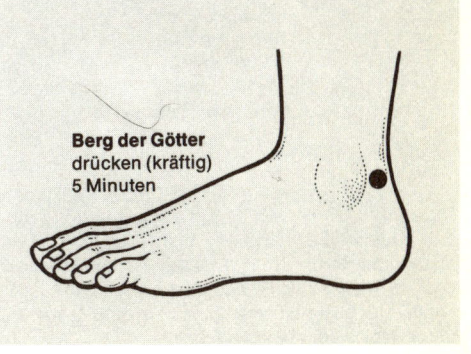

Berg der Götter
drücken (kräftig)
5 Minuten

Stützende Stelle wird in entspannter Bauchlage von einem Partner akupressiert.
Mitte der Beugefalte (im Mittelpunkt der Kniekehle) kann vor dem Drücken etwa 2 Minuten lang punktiert werden.
Berg der Götter bei schmerzenden Gliedmaßen Richtung Ferse akupressieren (Meisterpunkt des Schmerzes; auch »Hochberg in Tibet« genannt).

Knieschmerzen

Das Kniegelenk ist (ähnlich dem Ellbogen) besonders häufig Verletzungen und Überlastungen ausgesetzt. Ob altersbedingte Gelenkschmerzen oder Bewegungseinschränkungen, ob berufsbedingte Belastungen, Überforderungen der Kniegelenke durch sportliche Tätigkeiten oder Übergewicht vorliegen – die Akupressur repariert zwar keine vorhandenen Schäden, verbessert aber die Schmerzsituation wesentlich und hilft in Einzelfällen, weitere Degenerationsprozesse aufzuhalten.

Die wichtigste Behandlung besteht in der »locus-dolendi«-Therapie, der direkten Akupressur der schmerzenden Stellen.

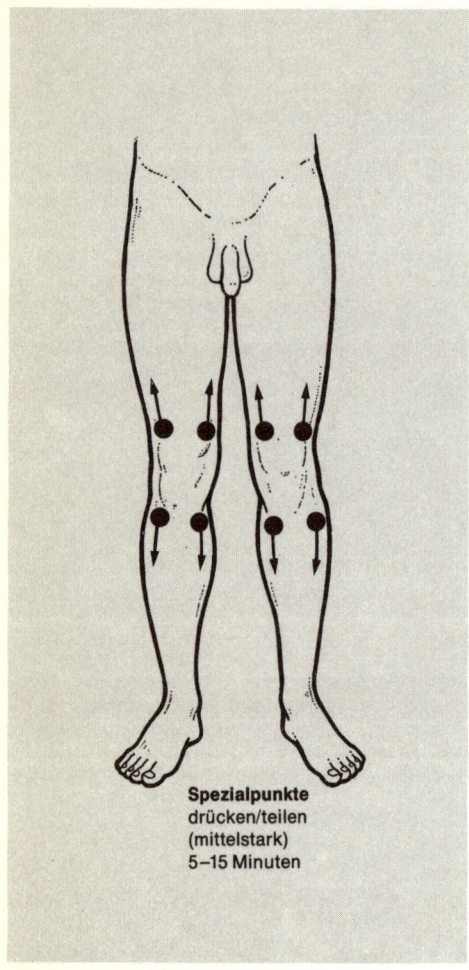

Spezialpunkte
drücken/teilen
(mittelstark)
5–15 Minuten

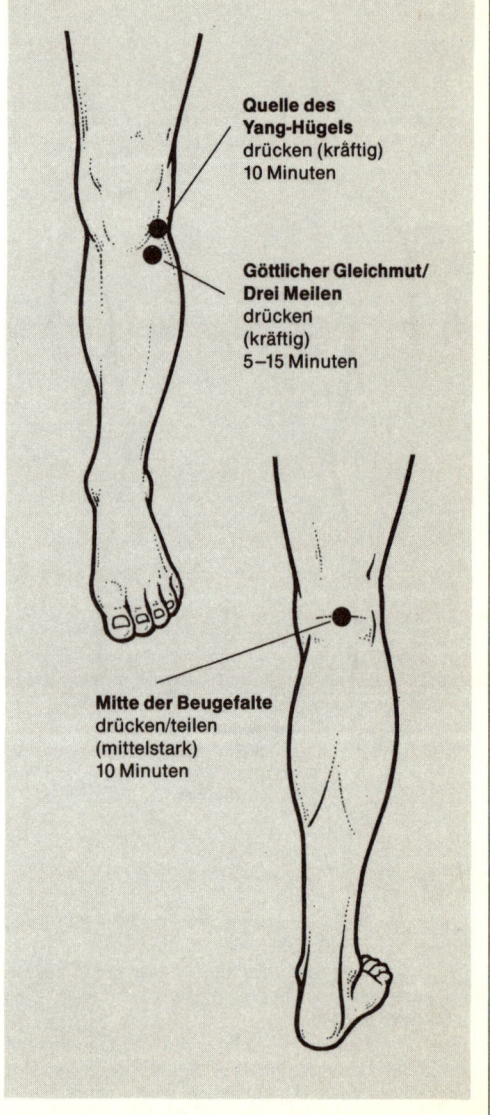

Quelle des Yang-Hügels
drücken (kräftig)
10 Minuten

Göttlicher Gleichmut/ Drei Meilen
drücken
(kräftig)
5–15 Minuten

Mitte der Beugefalte
drücken/teilen
(mittelstark)
10 Minuten

Durch das Akupressieren der 4 Spezialpunkte rund ums Knie wird der Schmerz verteilt und zerrieben. Dauer der Behandlung je nach Bedarf; es kann auch mehrmals täglich akupressiert werden.
Quelle des Yang-Hügels: in der Vertiefung vor und unter dem Wadenbeinköpfchen.

Konzentrationsschwäche

Die Vielfalt der Einflüsse, die im Laufe eines Tages auf jeden von uns einwirken (vom Schulkind bis zum Berufstätigen), machen es uns schwer, unsere Aufmerksamkeit längere Zeit einer Sache zu widmen. Dabei spielt es natürlich eine große Rolle, ob man das, was man tun soll, auch wirklich tun will. Liegt der Konzentrationsschwäche keine Funktionsstörung des Gehirns zugrunde, die nur der Arzt diagnostizieren und behandeln kann, hilft Akupressur, Energiedefizite im geistigen Bereich auszugleichen.

Schulkinder mit Konzentrationsstörungen jeden Morgen 10 Minuten lang ruhig und ohne zeitlichen Druck akupressieren.

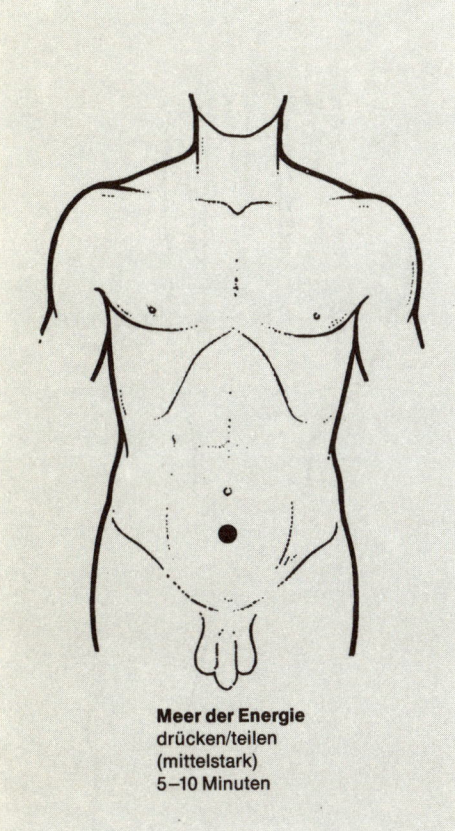

Meer der Energie
drücken/teilen
(mittelstark)
5–10 Minuten

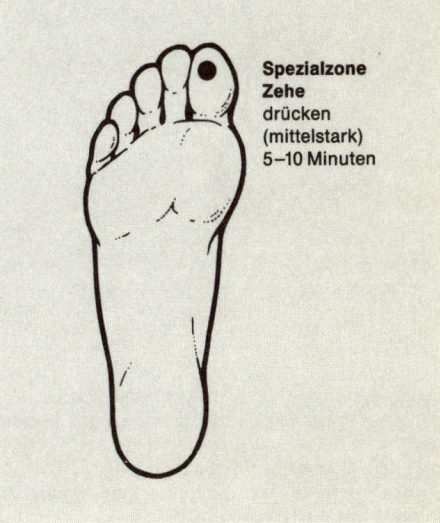

Spezialzonen Finger
drücken
(mittelstark)
5–10 Minuten

Spezialzone Zehe
drücken
(mittelstark)
5–10 Minuten

Meer der Energie (2 bis 3 Querfinger, bei dicken Menschen oft 4 bis 5 Querfinger unterhalb des Nabels) kann durch »Kneifen« mit Daumen und Zeigefinger zwischendurch aktiviert werden (Hauptenergiepunkt).
Spezialzonen – Finger und Spezialzone – Zehe mit mäßigem Druck am besten morgens und abends akupressieren (beide Punkte haben eine reflektorische Beziehung zur Hirnanhangsdrüse, der Hypophyse).

Kopfschmerzen, Migräne, Stirnkopfschmerzen

Kopfschmerzen sind keine Krankheit, sondern ein Symptom. Kopfschmerz und Migräne können viele Ursachen haben – von Übermüdung über Hunger und Sehprobleme bis hin zur trägen Gallenblasenfunktion oder Wetterfühligkeit. Vor allem bei Frauen ist hormonell bedingter Kopfschmerz häufig. Bei Migräne, dem periodisch wiederkehrenden heftigen Kopfschmerz, treten oft Übelkeit, Lichtempfind-lichkeit, Sehstörungen und Erbrechen auf. Zwischen den Anfällen fühlt sich der Betroffene aber ganz gesund. Bei anhaltenden Kopfschmerzen unbedingt den Arzt aufsuchen! Um gezielt behandeln zu können, muß die Ursache von Kopfschmerz und Migräne geklärt werden.

Finden Sie selbst heraus, auf welche Punkte Sie am besten reagieren.

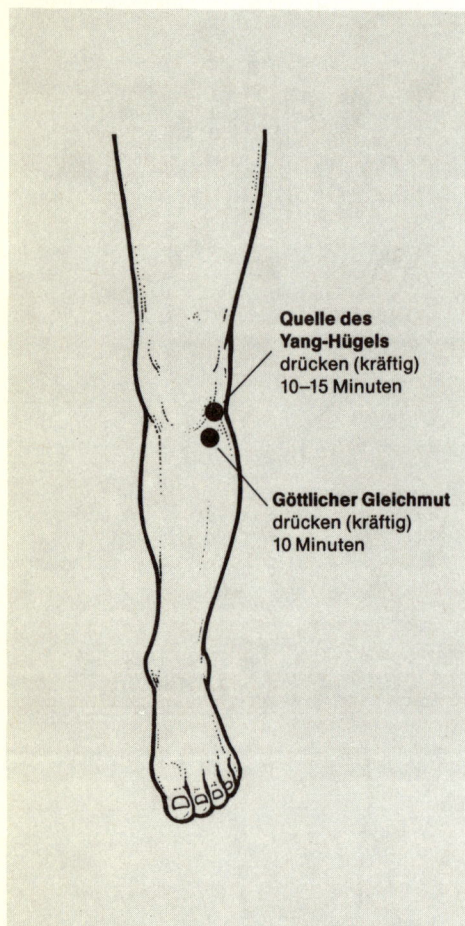

Quelle des Yang-Hügels
drücken (kräftig)
10–15 Minuten

Göttlicher Gleichmut
drücken (kräftig)
10 Minuten

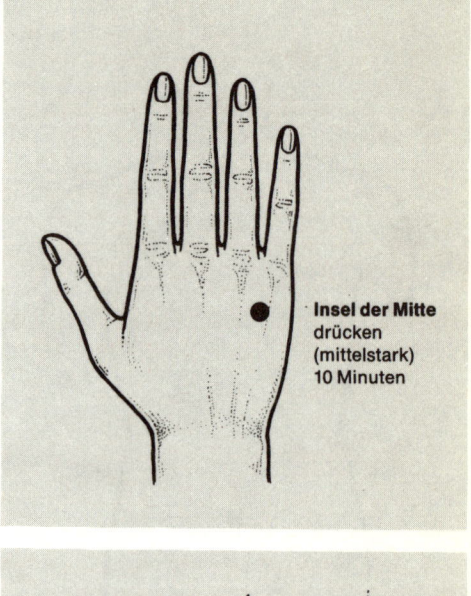

Insel der Mitte
drücken
(mittelstark)
10 Minuten

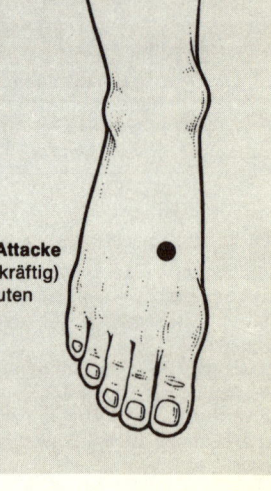

Höchste Attacke
drücken (kräftig)
5–10 Minuten

Quelle des Yang-Hügels wirkt krampflösend.
Göttlicher Gleichmut wirkt psychisch harmonisierend.
Insel der Mitte wirkt schmerzlindernd.
Höchste Attacke fest akupressieren, wenn der Schmerz fast unerträglich wird.

Kopfschmerzen, Migräne, Stirnkopfschmerzen

Durch Kopfschmerzen signalisiert der Körper, daß irgendetwas nicht in Ordnung ist – Schmerz ist ein Alarmsignal. Es nützt deshalb wenig, den Kopfschmerz medikamentös zu bekämpfen, ohne sich mit seinen Ursachen auseinanderzusetzen. Vier Arten von Kopfschmerzen werden unterschieden:
● vorübergehende, situationsbedingte Kopfschmerzen (hier hilft meist schon Ruhe, Entspan-

nung, frische Luft),
● Kopfschmerz, verursacht durch andere Störungen wie Magenbeschwerden, Nackensyndrom; Klärung der Ursachen durch den Arzt!
● Migräne,
● Kopfschmerz als Folge von Verletzungen (Blutungen).

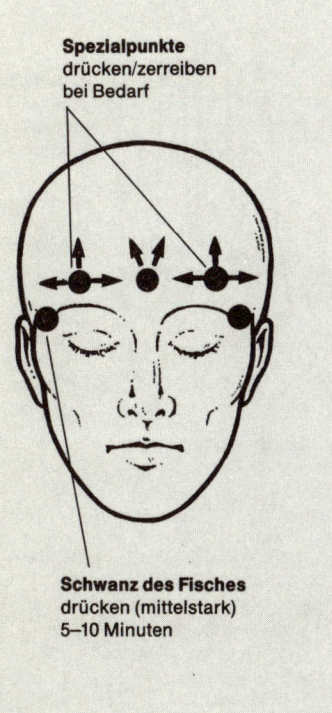

Spezialpunkte
drücken/zerreiben
bei Bedarf

Schwanz des Fisches
drücken (mittelstark)
5–10 Minuten

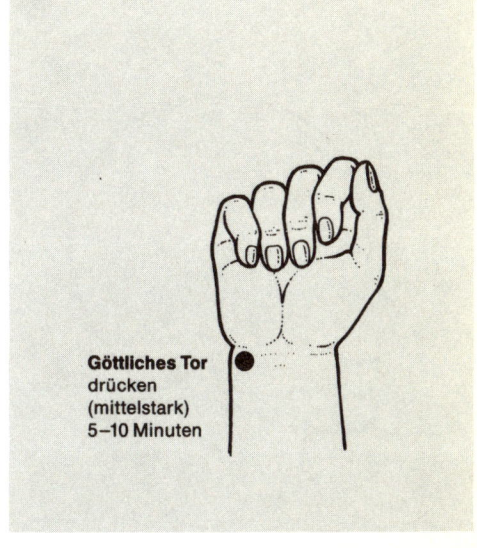

Göttliches Tor
drücken
(mittelstark)
5–10 Minuten

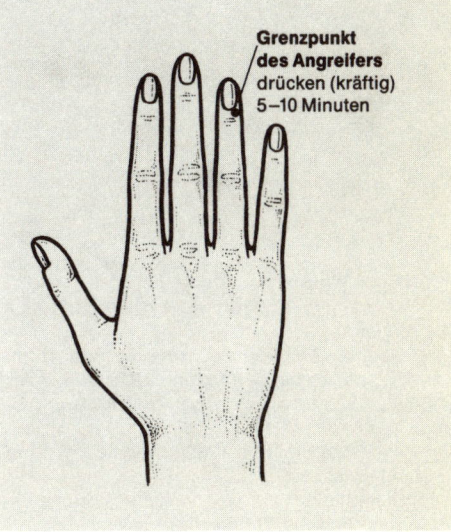

Grenzpunkt
des Angreifers
drücken (kräftig)
5–10 Minuten

Spezialpunkte: Den Schmerz gleichmäßig in alle Richtungen »zerreiben«.
Schwanz des Fisches (am Ende der Augenbrauen als leichte Vertiefung spürbar) bei Spannungskopfschmerz und Migräne.
Göttliches Tor: ausgleichender Energiepunkt.
Grenzpunkt des Angreifers speziell bei Spannungskopfschmerz.

Kopfschmerzen, Migräne, Stirnkopfschmerzen

Bei Kopfschmerzen sollte man sich auch fragen, was den Kopf belastet. Oft überfordern wir ihn, wir wollen alles im Kopf haben, alles mit dem Kopf (Verstand) erledigen – und werden »kopflastig«. Kopfschmerzen sind aus ganzheitlicher Sicht auch Hinweis auf eine gestörte Balance zwischen oben und unten, zwischen dem Verstandes- und dem Gefühlsbereich, zwischen Denken und Handeln. Sie können auch Kopfschmerzen bekommen, wenn Ihnen jemand »den Kopf verdreht«, Ihnen etwas »in den Kopf steigt«, Sie »mit dem Kopf durch die Wand« oder einen »kühlen Kopf bewahren« wollen.

Akupressur bei Schädeldach- und Hinterhauptschmerzen (→ auch: Wirbelsäulenprobleme, Seite 67).

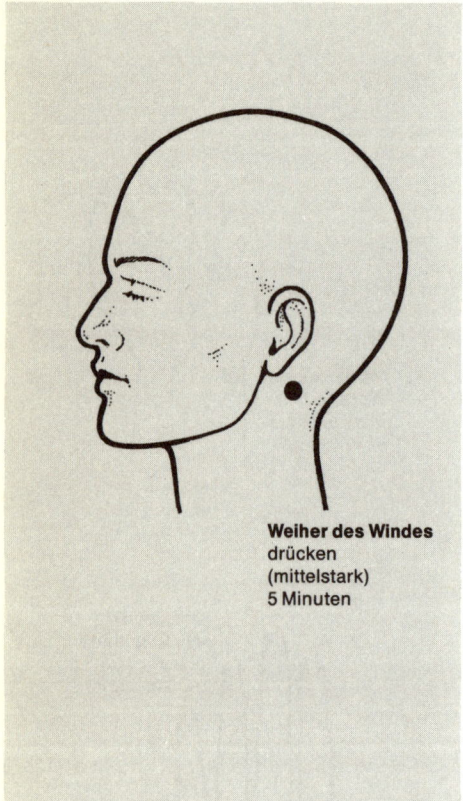

Weiher des Windes
drücken
(mittelstark)
5 Minuten

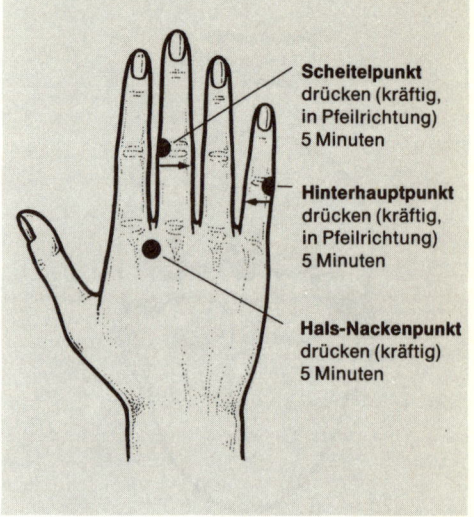

Scheitelpunkt
drücken (kräftig,
in Pfeilrichtung)
5 Minuten

Hinterhauptpunkt
drücken (kräftig,
in Pfeilrichtung)
5 Minuten

Hals-Nackenpunkt
drücken (kräftig)
5 Minuten

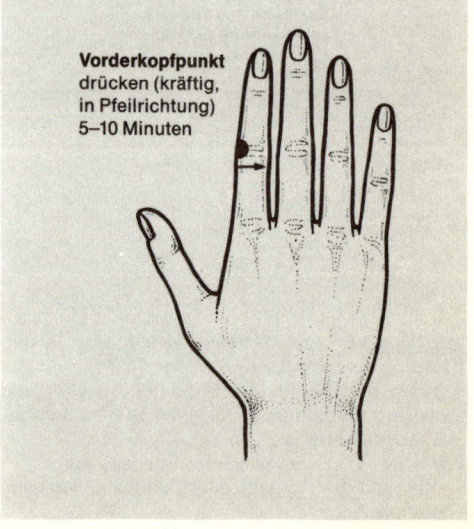

Vorderkopfpunkt
drücken (kräftig,
in Pfeilrichtung)
5–10 Minuten

Weiher des Windes (unter dem Schädel, zwischen Kopfwender- und Trapezmuskel) bei beginnendem Kopfschmerz.
Scheitelpunkt (Mittelfinger-Innenseite, am Mittelgelenk) und Hinterhauptpunkt (Kleinfinger-Außenseite, am Mittelgelenk) in Pfeilrichtung akupressieren.
Hals- und Nackenpunkt: direkt zwischen den Fingergrundgelenken.
Vorderkopfpunkt (auf der Zeigefingerinnenseite am Mittelgelenk) in Pfeilrichtung akupressieren.

Kopfschmerzen, Migräne, Stirnkopfschmerzen

Gegen Kopfschmerz kennt die auf Symptom-Beseitigung ausgerichtete Schulmedizin keine wirksame Therapie, mit der die Schmerzursache zu heilen ist, auch keine Vorbeugemaßnahmen. In den wenigsten Fällen ist der Kopf die eigentliche Ursache von Kopfschmerzen. Es hilft auch wenig, den Kopfschmerz mit schmerzstillenden Medikamenten vertreiben zu wollen. Solche Medikamente haben oft starke Nebenwirkungen und bringen nur vorübergehend ein Symptom zum Verschwinden; sie sollten wirklich nur als Notlösung in Ausnahmefällen genommen werden. Sorgen Sie für eine geregelte Verdauung, viel Bewegung in frischer Luft und versuchen Sie, körperliche und seelische Überlastung – so sie unvermeidbar sind – auszugleichen.

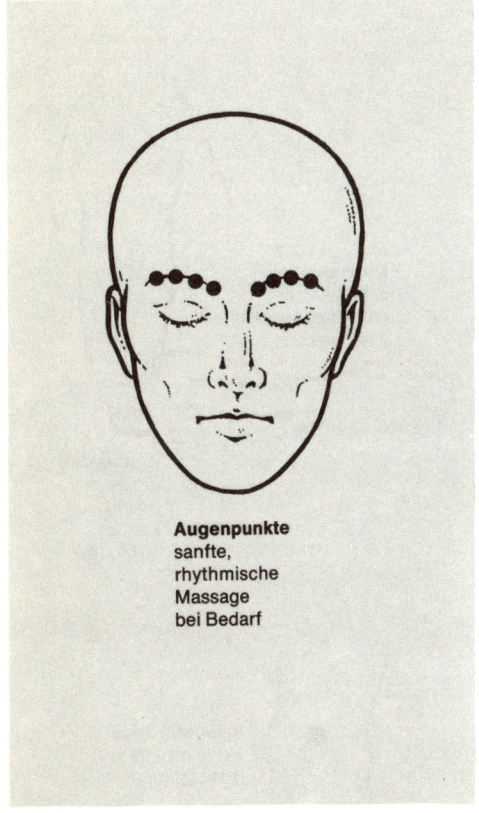

Augenpunkte
sanfte,
rhythmische
Massage
bei Bedarf

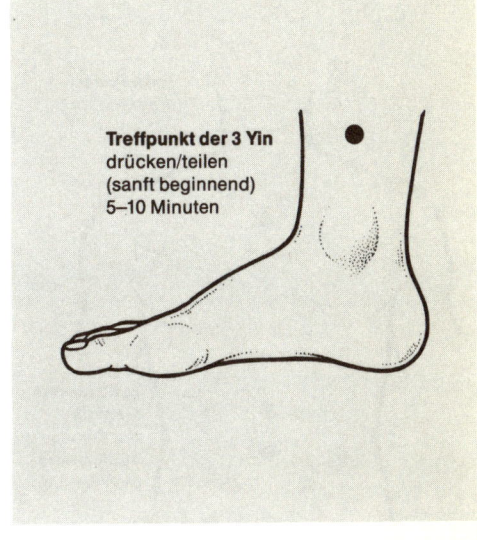

Treffpunkt der 3 Yin
drücken/teilen
(sanft beginnend)
5–10 Minuten

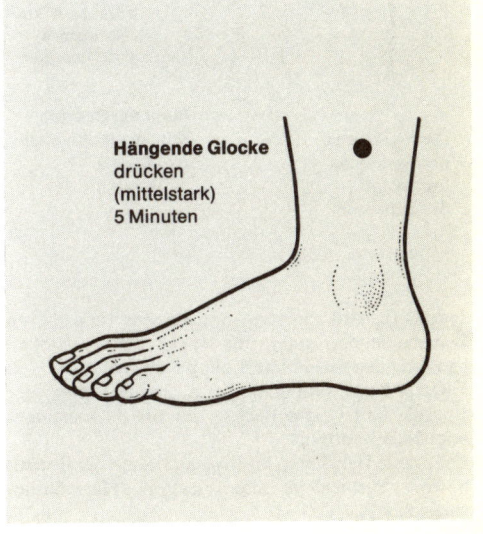

Hängende Glocke
drücken
(mittelstark)
5 Minuten

Augenakupressur (wirksam auch bei Migräne): Mit der Innenseite des zweiten Zeigefingergliedes die Augenpunkte von innen nach außen einzeln akupressieren; zusätzlich die weiteren Schmerzpunkte vorsichtig »verreiben«.
Treffpunkt der 3 Yin bei hormonellen Störungen als Ursache und bei Kopfschmerzen im Zusammenhang mit der Menstruation zusätzlich akupressieren.
Hängende Glocke (5 Querfinger über der äußeren Knöchelspitze am Rand des Wadenbeins) wirkt spannungslösend.

Magen-Darm-Störungen

Entzündungen der Schleimhäute gehören zu den häufigsten Störungen im Verdauungstrakt. Vorübergehende Magenbeschwerden im Alltag sind in den meisten Fällen verursacht durch Schleimhautreizungen. Aufgrund nervöser Impulse kann die Magenwand zuviel Säure produzieren, wodurch die Schleimhäute gereizt und entzündet werden.

Leichte Magenschleimhautentzündungen können mit Akupressur innerhalb von 3 bis 7 Tagen zum Abklingen gebracht werden. Schonkost erleichtert zwar die Verdauung (und bessert damit die Schmerzen), trägt aber nicht zur Heilung bei. Säurebindende Medikamente haben auch eine schmerzlindernde Wirkung, beeinträchtigen aber zugleich den Verdauungsvorgang.

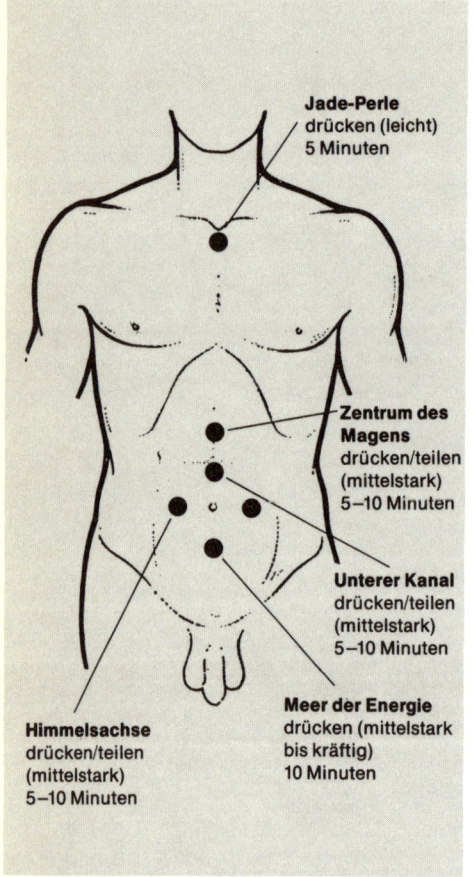

Jade-Perle
drücken (leicht)
5 Minuten

Zentrum des Magens
drücken/teilen
(mittelstark)
5–10 Minuten

Unterer Kanal
drücken/teilen
(mittelstark)
5–10 Minuten

Himmelsachse
drücken/teilen
(mittelstark)
5–10 Minuten

Meer der Energie
drücken (mittelstark bis kräftig)
10 Minuten

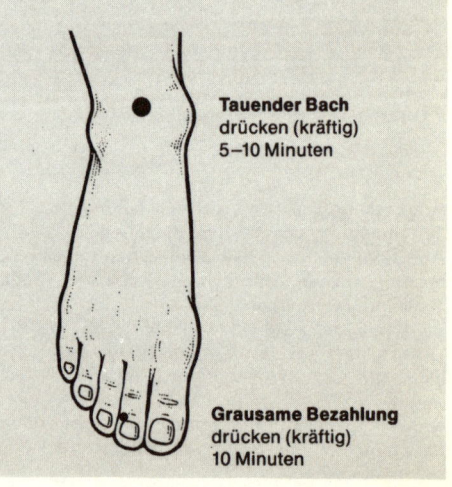

Unterarm-Zone
schieben
(Richtung Handgelenk)
7 Minuten

Drei Meilen
drücken
(mittelstark bis kräftig)
10 Minuten

Tauender Bach
drücken (kräftig)
5–10 Minuten

Grausame Bezahlung
drücken (kräftig)
10 Minuten

Jade-Perle und Zentrum des Magens (am oberen Brustbeinende, unter cha-ba-ex) bei Aufstoßen (Sodbrennen) kombiniert akupressieren.
Unterer Kanal (vor allem bei Krämpfen), Meer der Energie und Himmelsachse: jeweils 3 Querfinger vom Nabel entfernt.
Grausame Bezahlung kräftig, am besten bei Bettruhe mit Partnerhilfe akupressieren (Harmonisierungspunkt).

Magen-Darm-Störungen

Natürliche Heilverfahren sind in der Regel wirksamer als schulmedizinische Behandlungen, die nur in einer chemischen Neutralisierung der überschüssigen Magensäure bestehen; eine gezielte naturgemäße Therapie sollte die Säureüberproduktion verhindern können. Um die Darmtätigkeit zu normalisieren, ist eine ausgewogene, ballaststoffreiche Ernährung sehr wichtig. Im Bedarfsfall für Entleerung und Entschlackung des Darmes durch Fasten sorgen! (→ Seite 76.)

Redensarten wie: »es liegt mir etwas im Magen – daran habe ich zu kauen – das habe ich noch nicht verdaut – ich habe viel schlucken müssen« weisen auf die enge Verbindung zwischen seelischem Erleben und körperlichen Reaktionen hin.

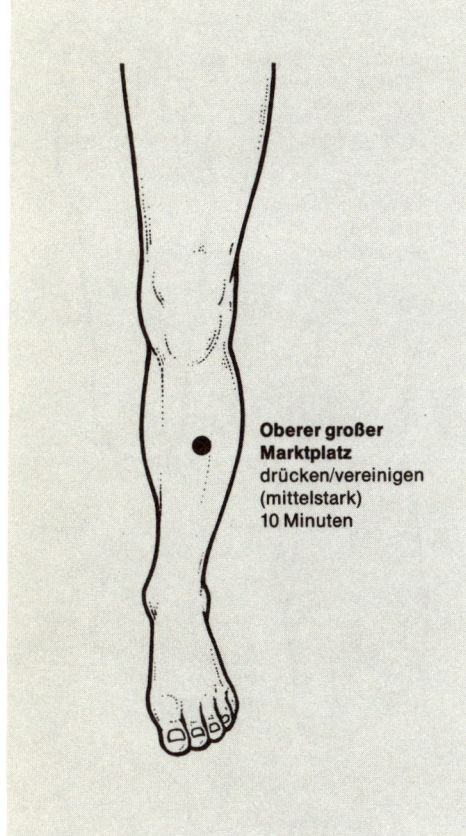

Oberer großer Marktplatz
drücken/vereinigen
(mittelstark)
10 Minuten

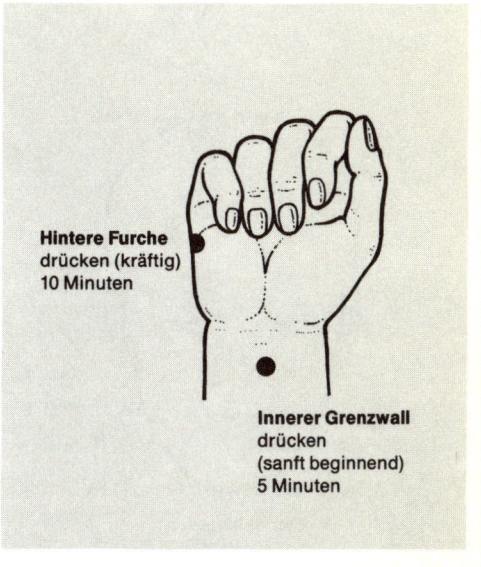

Hintere Furche
drücken (kräftig)
10 Minuten

Innerer Grenzwall
drücken
(sanft beginnend)
5 Minuten

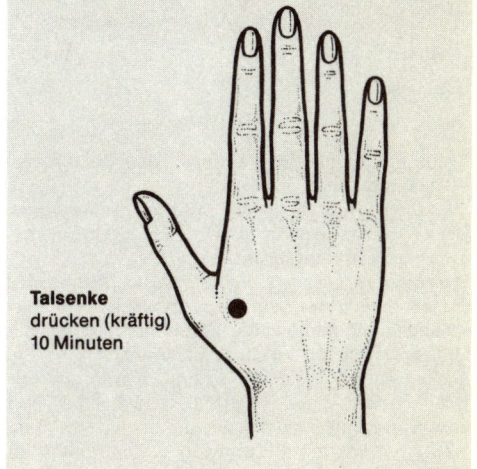

Talsenke
drücken (kräftig)
10 Minuten

Oberer großer Marktplatz (2 Querfinger oberhalb der Mitte zwischen Knöchel und Kniegelenk) bei Blähungen und Völlegefühl.
Innerer Grenzwall: 3 Querfinger hinter dem Handgelenk.
Talsenke wirkt beruhigend auf die Schleimhäute und normalisiert ihre Funktionen.
Göttlicher Gleichmut kann zusätzlich akupressiert werden (Energiepunkt mit harmonisierender Wirkung, → Seite 20).

Menstruationsbeschwerden

Vor allem junge Frauen leiden häufig daran. Unregelmäßige Monatsblutungen oder Regelschmerzen (nicht selten sogar beides) werden meist durch leichte Störungen im Hormonhaushalt verursacht. Psychische Faktoren spielen dabei eine große Rolle. Besonders unangenehm ist das sogenannte prämenstruelle Syndrom mit Beschwerden wie Kopf-, Bauch- und Rückenschmerzen, Schwellungen, Ausschlägen, Depressivität, Lethargie, Reizbarkeit, Schwächung der Libido und sogar erhöhter Unfallneigung.

Akupressur harmonisiert den Gesamtzustand und aktiviert die körpereigene Kontrollinstanz der Hormonproduktion (Hypophyse). Dadurch stabilisiert sich die hormonelle Versorgung.

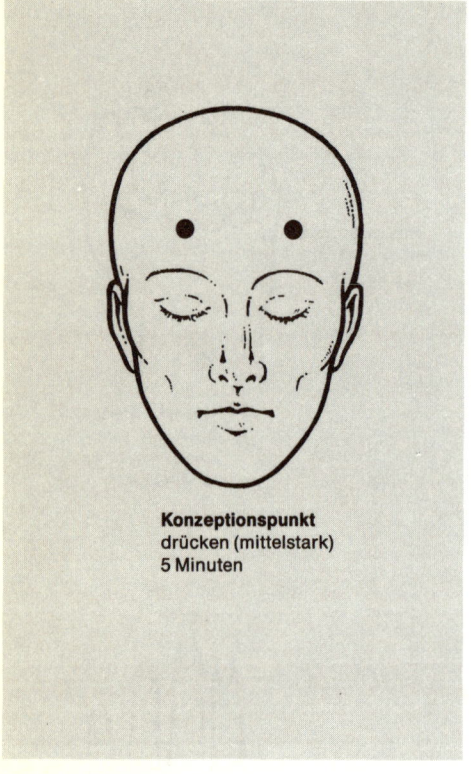

Konzeptionspunkt
drücken (mittelstark)
5 Minuten

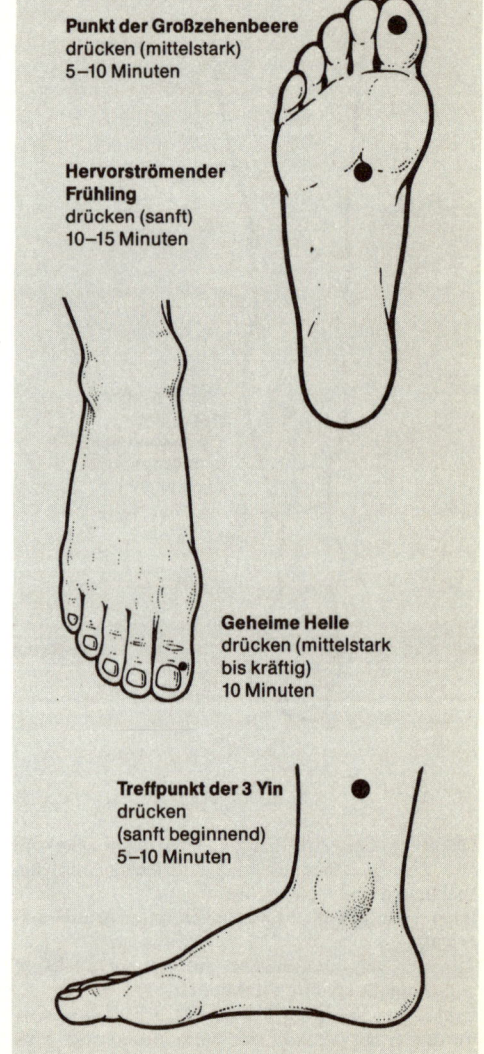

Punkt der Großzehenbeere
drücken (mittelstark)
5–10 Minuten

Hervorströmender Frühling
drücken (sanft)
10–15 Minuten

Geheime Helle
drücken (mittelstark bis kräftig)
10 Minuten

Treffpunkt der 3 Yin
drücken
(sanft beginnend)
5–10 Minuten

Konzeptionspunkt: 3 Querfinger über der Augenbrauenlinie.
Punkt der Großzehenbeere steht in reflektorischer Beziehung zur Hypophyse (Hirnanhangsdrüse, hormonelles Steuerungszentrum).
Hervorströmender Frühling: gleichbleibender leichter Druck mit dem Daumenballen wirkt entspannend und beruhigend (Partnerhilfe).
Geheime Helle bei zu starken Blutungen.
Treffpunkt der 3 Yin bei Krämpfen während der Regel (Krämpfe der Gebärmuttermuskulatur) und unspezifischen Monatsschmerzen.
Wichtig: Nach der Behandlung dieser Punkte 30 Minuten Ruhe!

Müdigkeit

Müdigkeit und spürbarer Energiemangel sind meist Begleiterscheinungen anderer Störungen und Symptome, so von Kreislaufproblemen, grippalen Infekten, Verdauungsstörungen oder Angstzuständen. Bitte behandeln Sie alle bestehenden Beschwerden. Dauernde Müdigkeit und Antriebsschwäche können auch auf eine gestörte Leberfunktion hinweisen; sprechen Sie mit Ihrem Arzt!

Die Akupressur dient der Kreislaufanregung und setzt kurzfristig Energiereserven frei – gehen Sie mit diesen Kraftreserven auf keinen Fall verschwenderisch um. Sorgen Sie für ausreichende Ruhe, für Erholung und Schlaf!

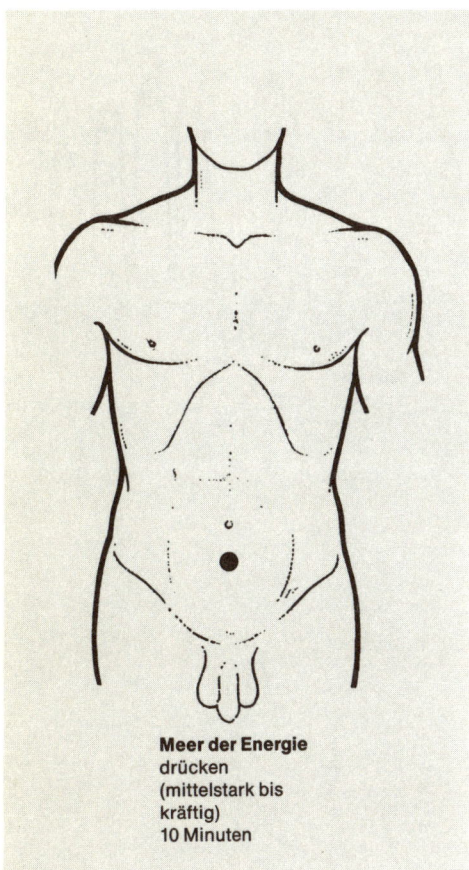

Meer der Energie
drücken
(mittelstark bis
kräftig)
10 Minuten

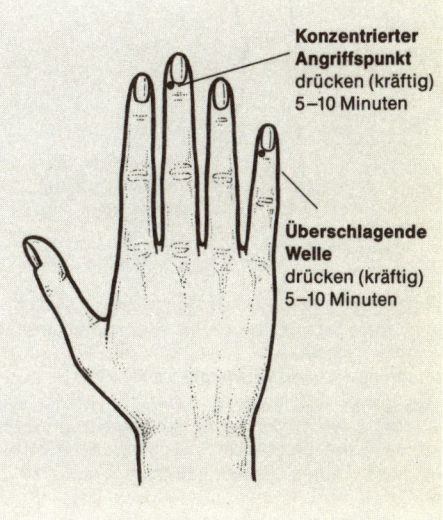

Spezialpunkt
drücken (kräftig)
bei Bedarf

**Konzentrierter
Angriffspunkt**
drücken (kräftig)
5–10 Minuten

**Überschlagende
Welle**
drücken (kräftig)
5–10 Minuten

Meer der Energie wird durch »Kneifen« zwischen Daumen und Zeigefinger aktiviert.
Spezialpunkt am 1. Kleinfingergelenk (Gelenkfurche) stark mit dem Daumennagel akupressieren!
Konzentrierter Angriffspunkt und Überschlagende Welle wirken als Anregungspunkte zur Mobilisierung von Kraftreserven.
Göttlicher Gleichmut und Drei Meilen (→ Seite 20 und 46) zusätzlich akupressieren.

49

Nasenbluten

Nasenbluten ist meist die Folge einer Einwirkung von außen (Schlag, Sturz, Kratzen, kräftiges Schneuzen); sehr selten ist es Anzeichen von schwereren Störungen (Bluthochdruck, krankhafte Veränderungen im Blut). Häufigste Ursache ist das Aufreißen von ausgetrockneten Nasenschleimhäuten.

Für das Bluten aus nur einem Nasenloch ist meist eine örtliche, direkte Ursache verantwortlich, während das Bluten aus beiden Nasenlöchern gleichzeitig meist durch eine allgemeine Störung verursacht wird.

Im allgemeinen klingt Nasenbluten nach wenigen Minuten unter der Behandlung ab. Bei unstillbarem Nasenbluten den Arzt rufen!

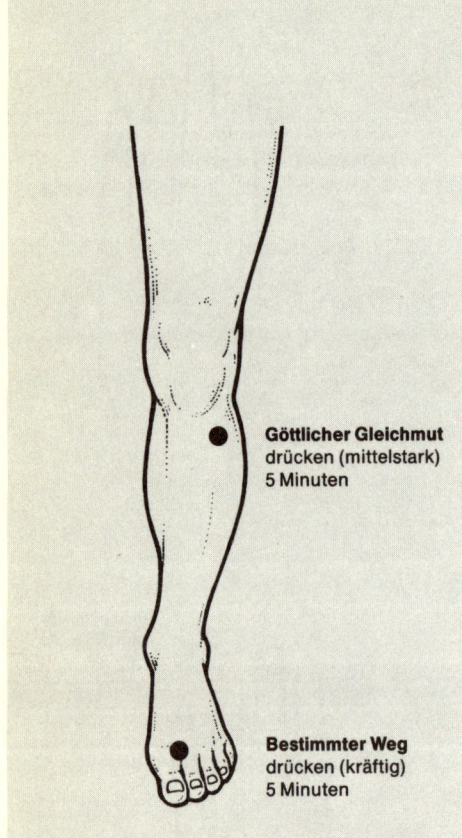

Göttlicher Gleichmut
drücken (mittelstark)
5 Minuten

Bestimmter Weg
drücken (kräftig)
5 Minuten

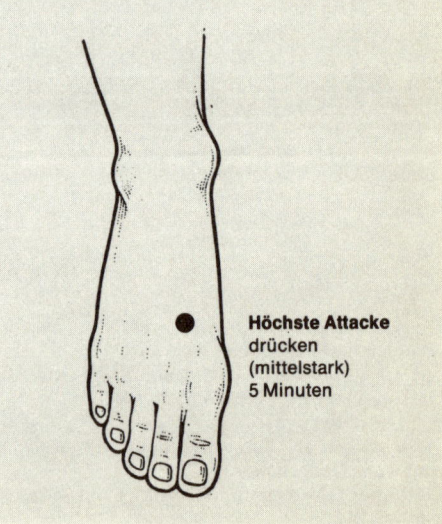

Talsenke
drücken (kräftig)
5 Minuten

Höchste Attacke
drücken
(mittelstark)
5 Minuten

Göttlicher Gleichmut und Höchste Attacke können von einem Partner gleichzeitig akupressiert werden. Talsenke eignet sich am besten für die Selbstbehandlung (Schleimhautpunkt).
Allgemeine Maßnahmen: Aufrecht sitzen, nicht sprechen, nicht schneuzen, ruhig durch den Mund atmen, Kopf nicht nach hinten lagern! Eisbeutel oder mit kaltem Wasser getränkte Tücher in den Nacken legen, die Nasenöffnungen leicht zusammendrücken.

Nasennebenhöhlen-Entzündung

Bei vielen Menschen sind die Schleimhäute in den Nebenhöhlen (Kiefer-, Stirn- und Siebbeinhöhlen) chronisch gereizt. Schon durch geringe Anlässe kann die Entzündung akut werden (Sinusitis). Begleiterscheinungen sind erhöhte Druckempfindlichkeit im Bereich der Nebenhöhlen, verstopfte Nase, nasale Stimme, manchmal Kopfschmerzen oder erhöhte Körpertemperatur. Dauert der Schnupfen länger als eine Woche, deutet dies meist auf eine Nebenhöhlenentzündung hin.

Akupressur unterstützt die Behandlung mit Dampfinhalation, Wärme und abschwellend wirkenden Nasentropfen; bei langfristiger Anwendung wird durch Ausheilen der Schleimhautentzündung eine deutliche Besserung erreicht.

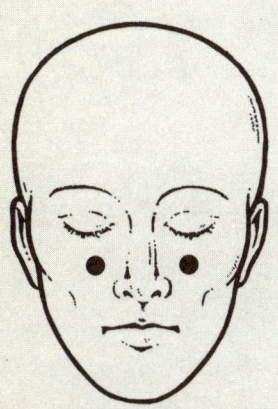

Vierfache Helligkeit
drücken (sanft
beginnend)
6 Minuten

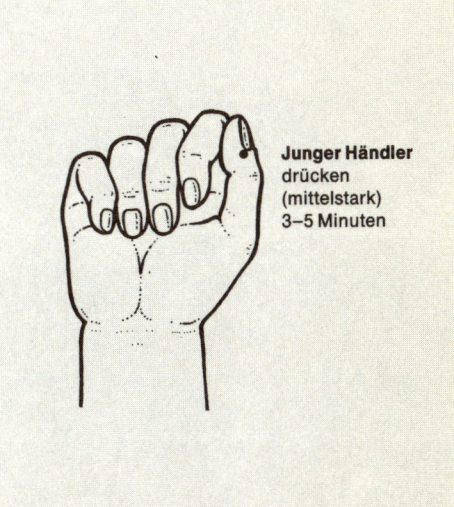

Junger Händler
drücken
(mittelstark)
3–5 Minuten

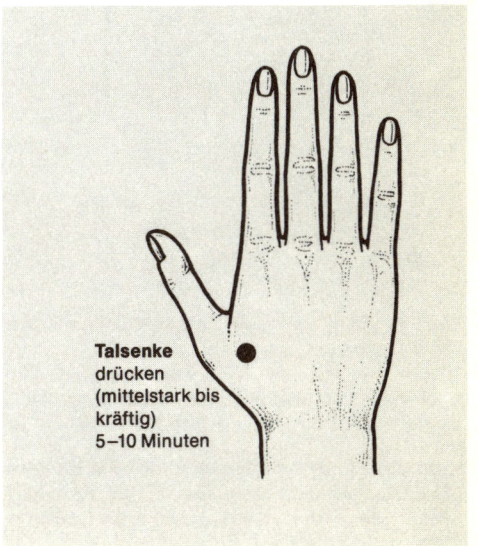

Talsenke
drücken
(mittelstark bis
kräftig)
5–10 Minuten

Vierfache Helligkeit (spürbar in einem leichten Grübchen) sanft und ausdauernd akupressieren! Pro Behandlung etwa 6 Minuten lang; bis 5 Behandlungen täglich!
Junger Händler ist als Lymphpunkt wirksam.
Talsenke wirkt heilend auf den Reizzustand der Schleimhäute.

51

Nervosität, Neurasthenie

»Neurasthenie« – diese Diagnose wird relativ schnell gestellt – bedeutet, daß aufgrund eines nervlichen Reizzustandes auf eine Übererregbarkeit sehr rasch Erschöpfung und Ermüdung folgen. Diese unharmonischen Zustände im Nervensystem zeigen eine weitgefächerte Symptomatik: übermäßiges Schwitzen, Schlaflosigkeit, Herzklopfen (ohne organische Störungen) oder allgemeine Unruhe und Angst sind meistens Zeichen einer nervösen Fehlsteuerung. Störungen des Nervensystems – in welcher Form auch immer – sind in fortgeschrittenem Stadium ein deutlicher Hinweis darauf, daß die körpereigenen Selbststeuerungskräfte mit irgendwelchen Einflüssen nicht fertig werden.

Mit Akupressur werden die Energien im psychovegetativen Bereich reguliert und harmonisiert.

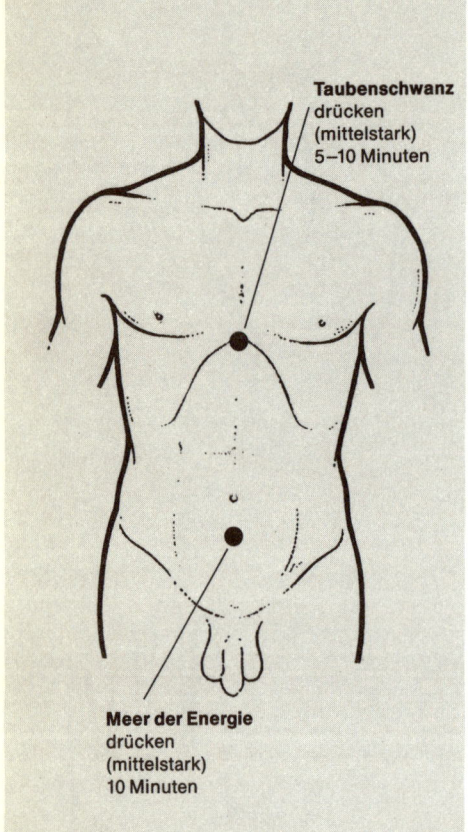

Taubenschwanz
drücken
(mittelstark)
5–10 Minuten

Meer der Energie
drücken
(mittelstark)
10 Minuten

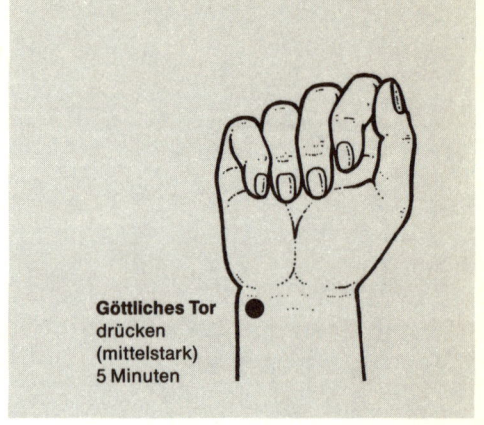

Göttliches Tor
drücken
(mittelstark)
5 Minuten

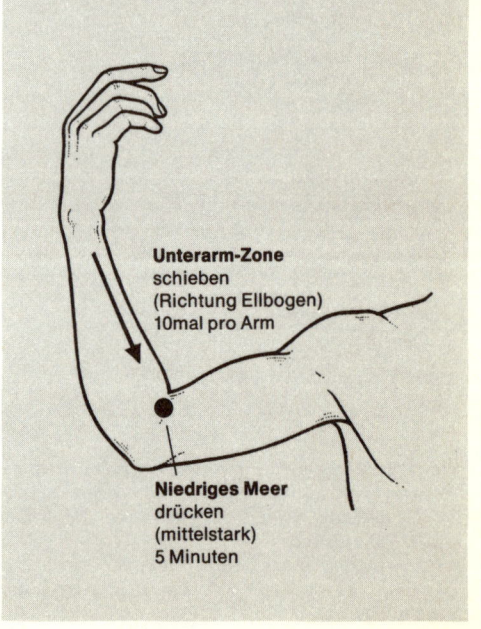

Unterarm-Zone
schieben
(Richtung Ellbogen)
10mal pro Arm

Niedriges Meer
drücken
(mittelstark)
5 Minuten

Meer der Energie setzt auch bei allgemeiner Schwäche Energien frei.

Niedriges Meer (in der Mitte zwischen Gelenkknochen des Oberarms und Ende der Ellbogenfalte) bei innerer Unruhe und seelischen Störungen allgemein.

Zusätzlich Göttlicher Gleichmut (→ Seite 20): Morgens mit Johanniskrautöl (Signal für Aktivität), abends mit Distelöl (Signal für Ruhe) akupressieren!

52

Nikotinabhängigkeit

Rauchen erhöht das Risiko für viele Krankheiten enorm. Die Akupressur setzt bei der Stärkung des Nervensystems an. Ist der Betroffene stark genug, sich aus dieser Abhängigkeit zu befreien, wird Rauchen als Ausgleich eines Energiedefizits überflüssig. In einer Entwöhnungsphase können viele unangenehme Entzugserscheinungen mit Hilfe von Akupressur entschärft werden. Rauchen ist aber auch oft nur ein erlerntes Verhalten und als solches Gewohnheit. In diesem Fall sollte man »umlernen«, das heißt, statt zur Zigarette zu greifen, sich anderen Tätigkeiten zuwenden (wie wär's zum Beispiel mit Akupressur?).

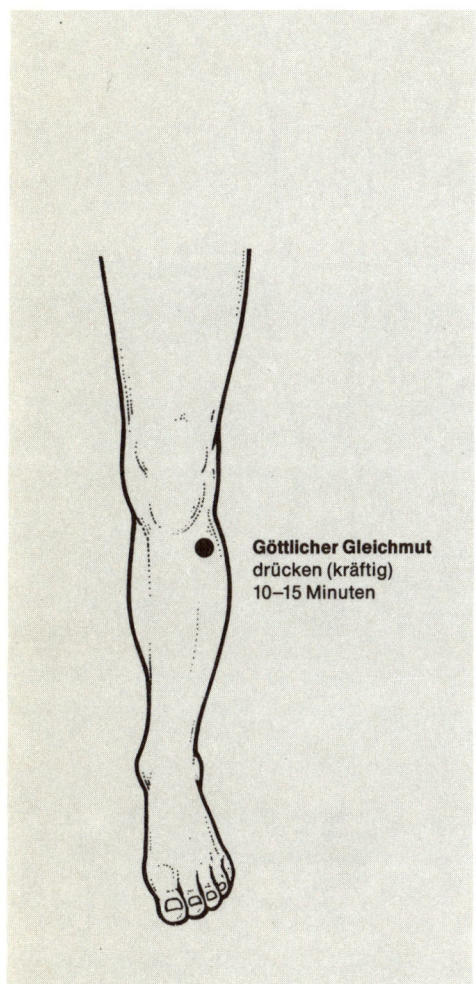

Göttlicher Gleichmut
drücken (kräftig)
10–15 Minuten

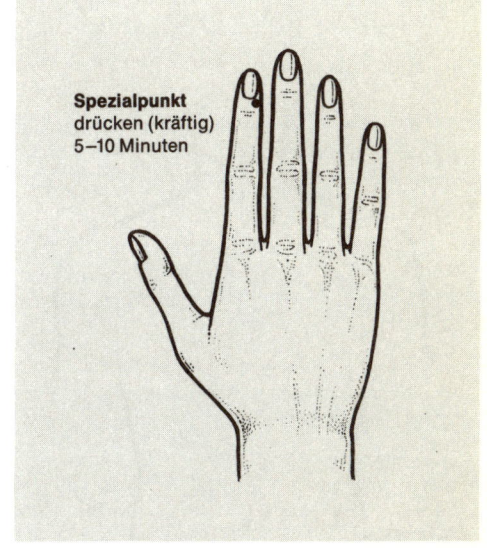

Spezialpunkt
drücken (kräftig)
5–10 Minuten

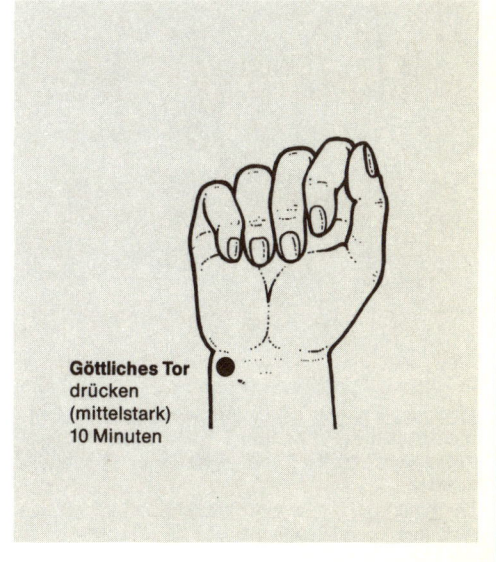

Göttliches Tor
drücken
(mittelstark)
10 Minuten

Göttlicher Gleichmut und Göttliches Tor: Spezialpunkte für Ausgeglichenheit und Harmonie.
Spezialpunkt am Zeigefinger (dem Mittelfinger zugewandter Nagelfalzwinkel) bei Nervendegenerationserscheinungen.

Prostatabeschwerden

Die Prostata (Vorsteherdrüse) am Blasenausgang ist etwa kastaniengroß und umschließt die Harnröhre. Vergrößerung und Entzündungen dieser Drüse sind die häufigsten Beschwerden. Eine Prostatavergrößerung engt den Blasenausgang ein, häufiger Harndrang, verzögerter Beginn des Harnabflusses (Harnträufeln), Brennen beim Harnlassen bis zur völligen Unmöglichkeit der Blasenentleerung sind die Folge. Rückenschmerzen, häufiger Harndrang und Schwierigkeiten beim Harnlassen sind Symptome einer Prostataentzündung; sie kann leicht chronisch werden. Prostataprobleme wirken oft auf das psychische Empfinden.

Mit Akupressur läßt es sich verhindern, daß die Beschwerden chronisch werden.

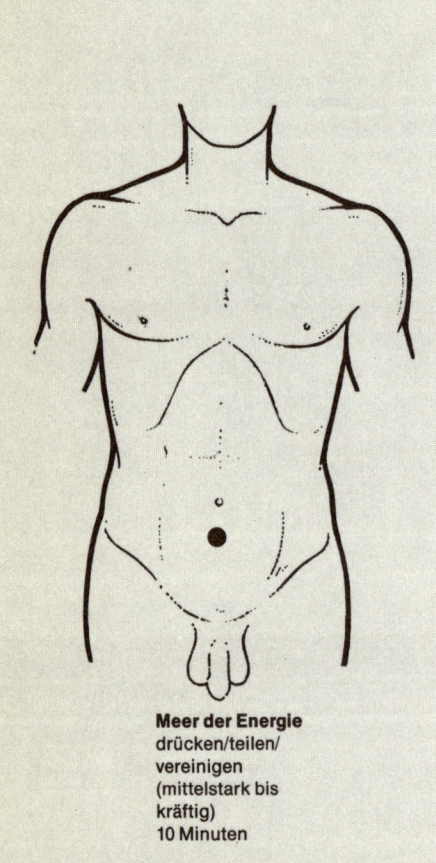

Meer der Energie
drücken/teilen/
vereinigen
(mittelstark bis
kräftig)
10 Minuten

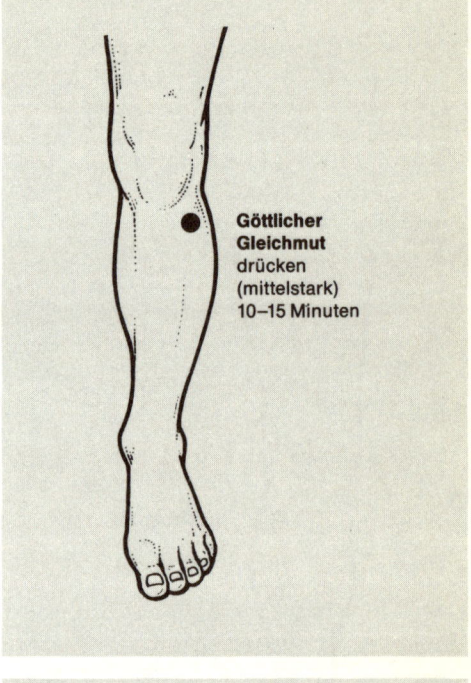

**Göttlicher
Gleichmut**
drücken
(mittelstark)
10–15 Minuten

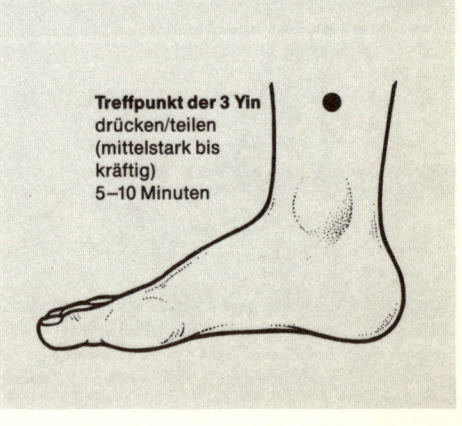

Treffpunkt der 3 Yin
drücken/teilen
(mittelstark bis
kräftig)
5–10 Minuten

<u>Meer der Energie</u> möglichst in entspannter Lage akupressieren (Partnerhilfe). Kann auch wirkungsvoll durch Teilen und Vereinigen beeinflußt werden!

<u>Treffpunkt der 3 Yin</u> wirkt harmonisierend auf den gesamten Genitalbereich.

Reisekrankheit, Seekrankheit

Schweißausbrüche, Übelkeit, Erbrechen oder Kreislaufstörungen sind die Erscheinungen dieser Störung. Ursache ist eine Fehlleitung der motorischen Nervenimpulse. Meist hilft schon das intensive Konzentrieren auf einen festen Bezugspunkt, um den Brechreiz zu bekämpfen (bei verdorbenem Magen darf das Erbrechen nicht unterdrückt werden!). Häufiges Erbrechen führt zu hohem Flüssigkeits- und Mineralsalzverlust, der durch Aufnahme entsprechender Mengen ausgeglichen werden muß! (Ungesüßter Kräutertee mit Kochsalzzusatz oder fertige Lösungen aus der Apotheke.) Akupressur wirkt beruhigend auf die Motorik des Verdauungstraktes ein.

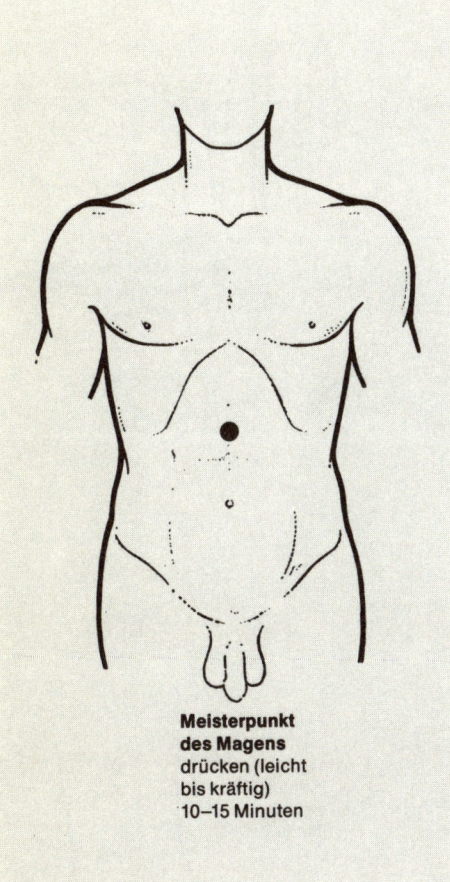

Meisterpunkt des Magens drücken (leicht bis kräftig) 10–15 Minuten

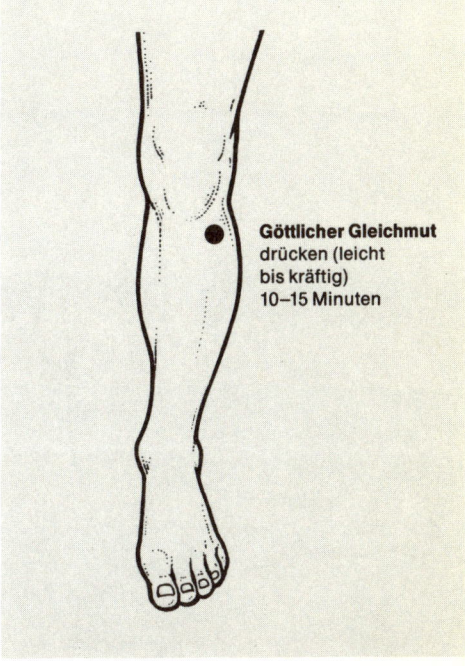

Göttlicher Gleichmut drücken (leicht bis kräftig) 10–15 Minuten

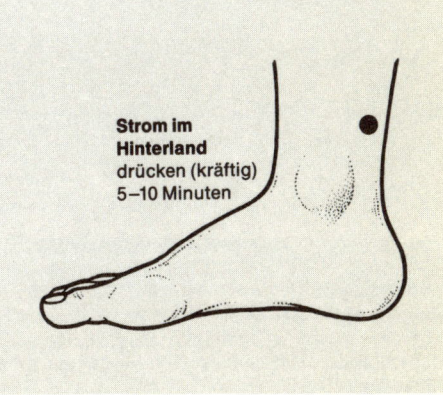

Strom im Hinterland drücken (kräftig) 5–10 Minuten

Meisterpunkt des Magens und Göttlicher Gleichmut zunächst mit sanftem Druck, allmählich kräftiger akupressieren.
Strom im Hinterland (2 Querfinger oberhalb der Spitze des inneren Knöchels, direkt neben der Achillessehne) wirkt auch bei Problemen der Schweißausscheidung.

Rheumatische Beschwerden

Rheuma kann als »Volksseuche« bezeichnet werden; überaus große Häufigkeit und Vielfalt der Entstehungsursachen sowie die Tatsache, daß es keine wirksame schulmedizinische Rheuma-Therapie gibt, machen diese Krankheit zu einem gesundheitspolitischen Problem. Als Rheumatismus werden sehr viele und sehr verschiedenartige Veränderungen in den Teilen des Bewegungsapparates bezeichnet. Bewegungseinschränkungen, starke Schmerzen und Schwellungen – das sind die Beschwerden, unter denen Rheumakranke leiden.

Akupressur greift in den Stoffwechsel ein (Ernährung überprüfen! → Seite 76) und lindert den Schmerz (→ auch: Beinschmerzen, Gelenkschmerzen, Schmerzen, Seite 25, 35 und 59).

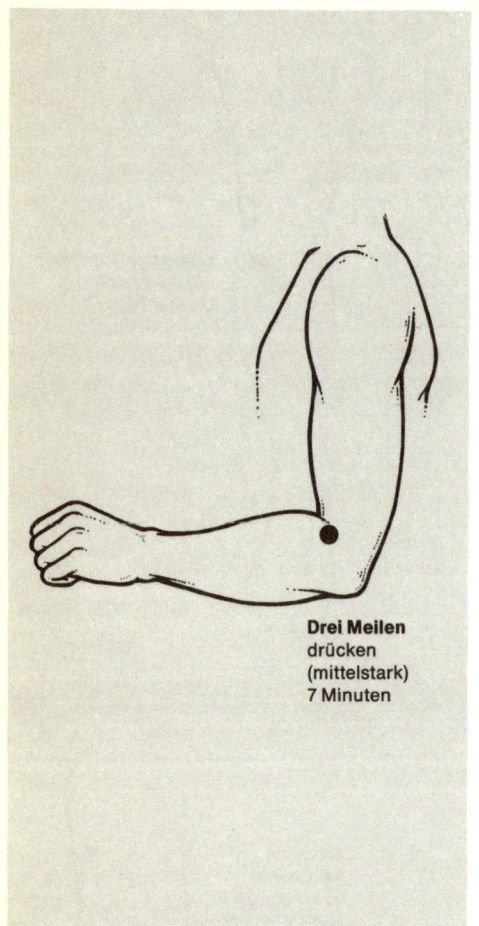

Drei Meilen
drücken
(mittelstark)
7 Minuten

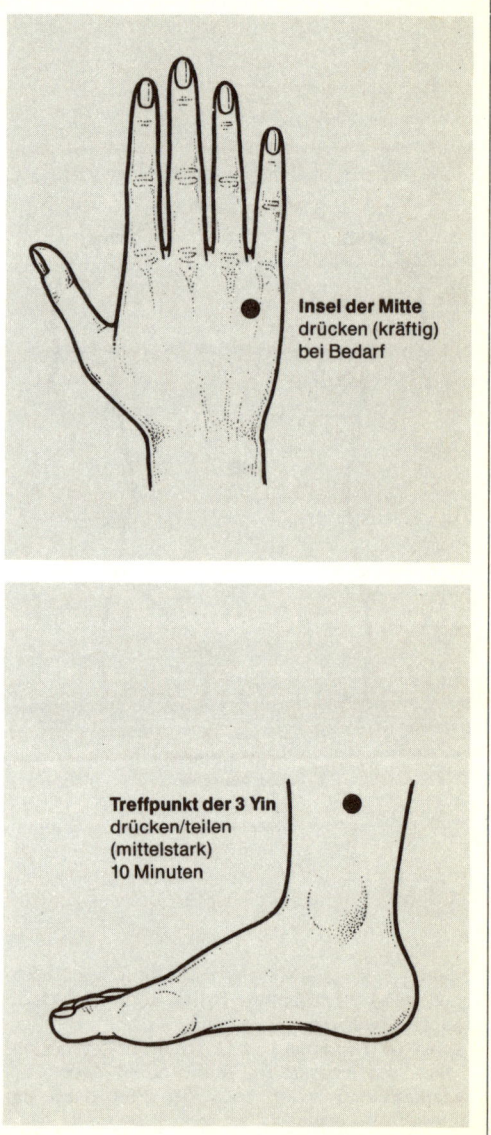

Insel der Mitte
drücken (kräftig)
bei Bedarf

Treffpunkt der 3 Yin
drücken/teilen
(mittelstark)
10 Minuten

Drei Meilen bei Bewegungseinschränkungen, bei Schmerzen oder Lähmungserscheinungen und Empfindungsstörungen in Armen und Schultern.

Insel der Mitte zur raschen Schmerzlinderung kräftig akupressieren (spannungslösender, harmonisierender Punkt bei vielen Formen von Bewegungseinschränkung).

Rückenschmerzen

Verkrampfungen der Rückenmuskulatur und Wirbelsäulenschäden durch Abnutzung der Bandscheiben, verursacht durch sitzende Tätigkeit im Beruf oder durch einseitige Belastungen in der Freizeit, führen in vielen Fällen zu chronischen Rückenschmerzen. Akupressur wirkt harmonisierend auf den Spannungszustand der Muskulatur (Muskeltonus) ein. Über den Spezialpunkt KA-TE wird eine generelle Entspannung der Wirbelsäulenmuskulatur erreicht, dadurch wiederum eine Entlastung der Nervenaustrittsstellen an den Wirbelkörpern.

Der Spezialpunkt am Handrücken stammt von den chinesischen Reisbauern; sie drücken ihn bei Rückenschmerzen, die durch die gebeugte Haltung bei der Feldarbeit entstehen.

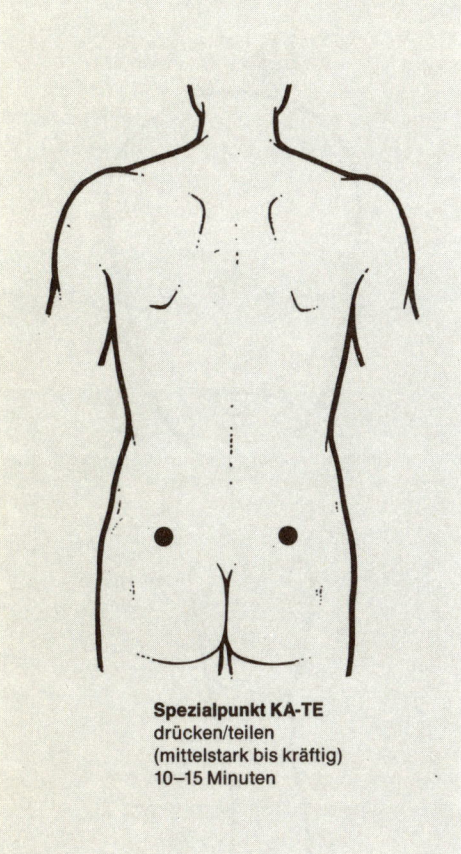

Spezialpunkt KA-TE
drücken/teilen
(mittelstark bis kräftig)
10–15 Minuten

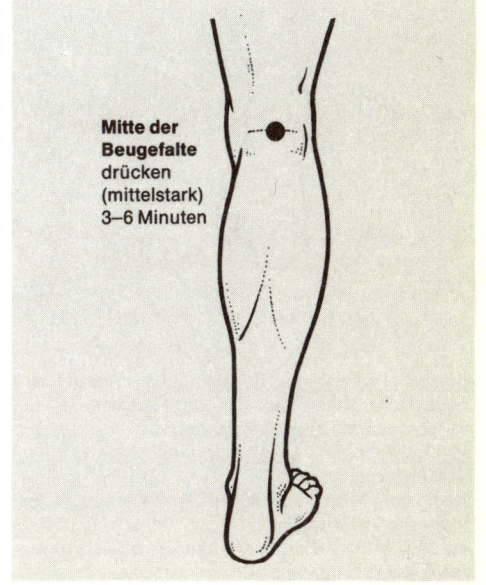

Insel der Mitte
drücken (kräftig)
5–10 Minuten

Spezialpunkt
drücken (kräftig)
5–10 Minuten

Mitte der Beugefalte
drücken
(mittelstark)
3–6 Minuten

Spezialpunkt KA-TE (links und rechts direkt über dem Beckenknochen) in entspannter Lage akupressieren (Partnerhilfe)!
Spezialpunkt der Reisbauern: direkt hinter den Knöcheln, 1 Querfinger hinter dem Punkt Insel der Mitte (im Winkel der Vereinigung von 4. und 5. Mittelhandknochen).
Zusätzlich: »Verreiben« aller schmerzenden Stellen.

Schlafstörungen, Ein- und Durchschlafstörungen

Schlafstörungen, oft Beginn eines Teufelskreises, sind zum einen meist Symptom anderer Probleme, zum anderen können sie Ursache weiterer Störungen werden. Mit Akupressur behandeln wir sowohl Einschlafstörungen als auch Durchschlafstörungen. Bei Einschlafstörungen ist die Leitung für das Ruhesignal des Körpers blockiert (so durch übergroße Gehirnaktivität oder seelische Belastungen). Da es mit Einschlafen- oder Weiterschlafenwollen überhaupt nicht geht, greift man meist zur Schlaftablette (Gewöhnungseffekt, Suchtgefahr!).

Ziel der Akupressur ist die Wiederherstellung der inneren Ruhe durch psychische Harmonisierung; so wird die Einnahme von Schlafmitteln vermieden (→ auch: Nervosität und Angstzustände, Seite 52 und 20).

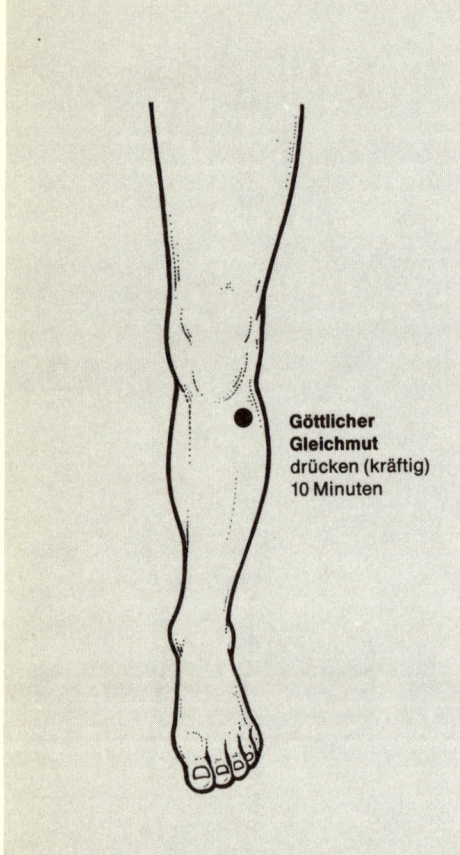

Göttlicher Gleichmut
drücken (kräftig)
10 Minuten

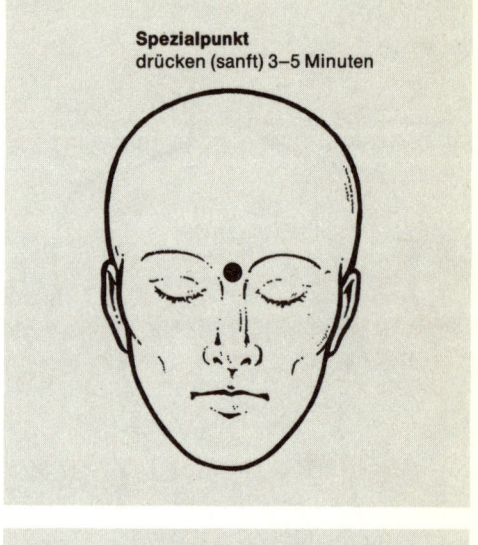

Spezialpunkt
drücken (sanft) 3–5 Minuten

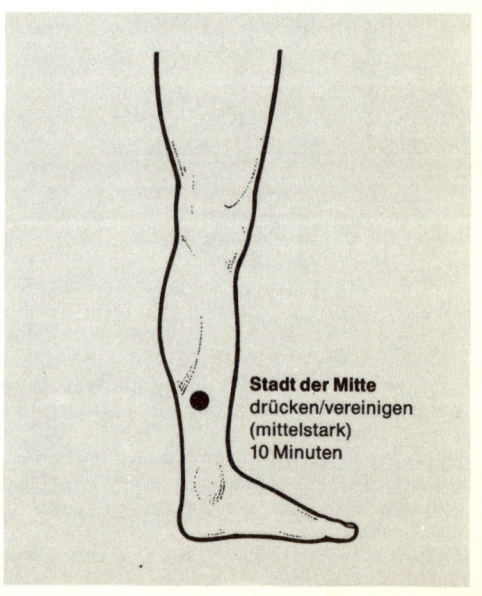

Stadt der Mitte
drücken/vereinigen (mittelstark)
10 Minuten

Göttlicher Gleichmut, Spezialpunkt (zwischen den Augenbrauen) und Stadt der Mitte langsam und mit voller Konzentration akupressieren.
Spezialpunkt und Göttlicher Gleichmut bei Einschlafstörungen.
Stadt der Mitte und Göttlicher Gleichmut bei Durchschlafstörungen.
Zusätzlich: Fingerkuppen-Akupressur (→ Konzentrationsschwäche, Seite 41).

Schmerzen als Krankheitsbild

Schmerzen gelten in der Medizin erst seit wenigen Jahren als Krankheitsbild eigener Art. Allzu lange wurde der Schmerz als Signal für eine Störung in dem Körperteil betrachtet, in dem er auftrat (mechanistische Schmerztheorie), während Schmerzen außerhalb von erkrankten Körperpartien auf Fehlschaltungen im Leitungsnetz (Nerven) zurückgeführt wurden. Erfolge der Nadelstichanalgesie und die Entdeckung der körpereigenen Schmerzmittel (Encephaline und Endomorphine) machten diese Theorie zunichte. Schmerz wird nicht unbedingt durch körperliche Störungen verursacht, und die Intensität des Schmerzes entspricht nicht zwangsläufig der Schwere einer Verletzung.

Akupressur regt die Produktion körpereigener Schmerzmittel an.

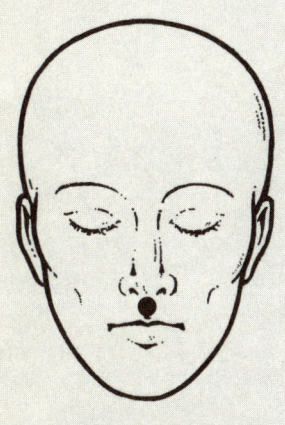

Wasserrinne
drücken
(mittelstark)
3 Minuten

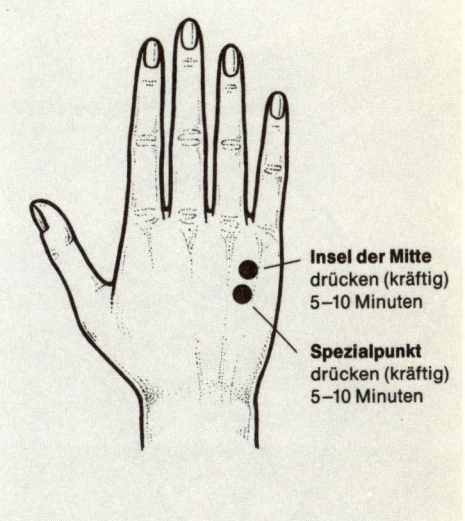

Insel der Mitte
drücken (kräftig)
5–10 Minuten

Spezialpunkt
drücken (kräftig)
5–10 Minuten

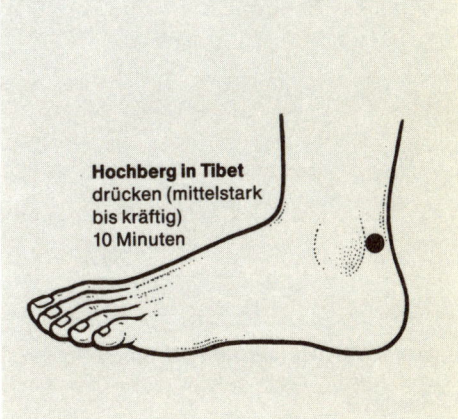

Hochberg in Tibet
drücken (mittelstark bis kräftig)
10 Minuten

Wasserrinne (Zentrum des Menschen) besonders wirksam bei akuten Schmerzen; kann auch im 10-Sekunden-Rhythmus mit der Zeigefingerspitze kräftig akupressiert werden.
Insel der Mitte bei chronischen Schmerzen.
Hochberg in Tibet bei Schmerzen aller Art (Hauptpunkt).
Bei Phantomschmerzen (Projektion gespeicherter Schmerzinformation in einem nicht mehr vorhandenen Körperteil): Göttlicher Gleichmut und Talsenke (→ Seite 30) kombiniert akupressieren.

Schnupfen, Heuschnupfen

Schnupfen ist Symptom vieler, oft unspezifischer Virusinfektionen. Aber auch mit der psychischen Verfassung (geschwächte Abwehr) wird der Schnupfen in Zusammenhang gebracht.

Heuschnupfen gehört zu den allergischen Erkrankungen, entwickelt sich meist im Kindesalter und kann zu Störungen in den Bronchien oder sogar zu Asthma führen. In der Hochsaison des Heuschnup-

fens (Blütezeit) können vorbeugend 3 Behandlungsserien pro Tag durchgeführt werden (→ auch: Nasennebenhöhlen-Entzündung, Seite 51).

Auch ein leicht beginnender Schnupfen kann auf Nasennebenhöhlen, Kiefer- oder Stirnhöhlen übergreifen. Akupressur vermag einen beginnenden Schnupfen abzufangen und trägt wesentlich zur Linderung der Beschwerden bei.

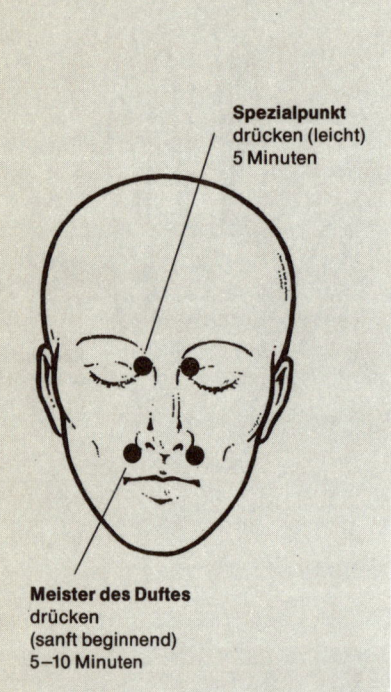

Spezialpunkt
drücken (leicht)
5 Minuten

Meister des Duftes
drücken
(sanft beginnend)
5–10 Minuten

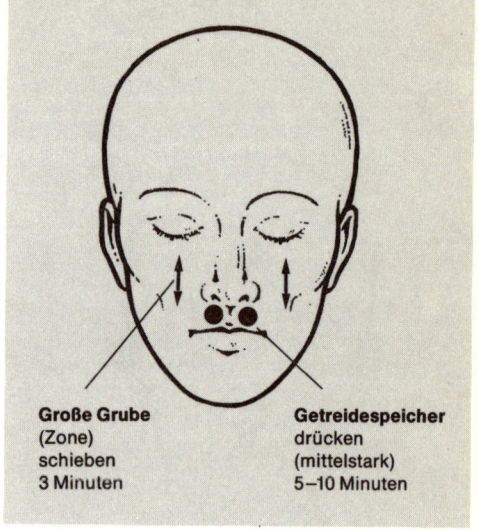

Große Grube
(Zone)
schieben
3 Minuten

Getreidespeicher
drücken
(mittelstark)
5–10 Minuten

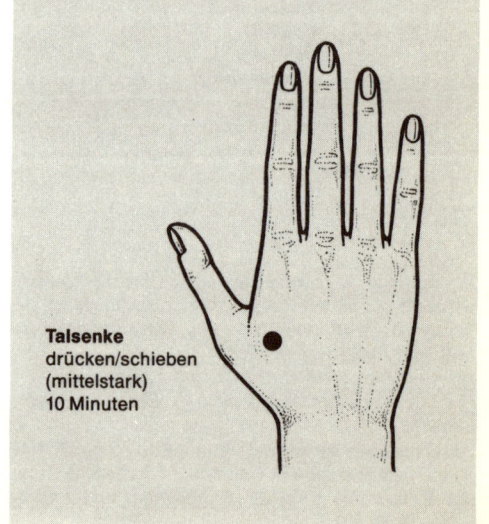

Talsenke
drücken/schieben
(mittelstark)
10 Minuten

Spezialpunkt bei Infektionen im Nasen-Rachenraum.

Meister des Duftes und Talsenke wirken harmonisierend, durchblutungsfördernd und schleimhautabschwellend.

Getreidespeicher speziell bei Heuschnupfen.

Sexualstörungen

Seelische Probleme (unbewußte Ängste, Schwierigkeiten mit dem Partner) stehen bei den Sexualstörungen im Vordergrund. Deshalb ist eine rein medikamentöse Therapie oft unwirksam. Befriedigendes Sexualleben ist auf die Dauer nur möglich, wenn die Partner körperlich und seelisch entspannt sind und sich in einer Atmosphäre begegnen können, die frei ist von Angst, Schuldgefühlen oder Leistungszwängen. Bei Frauen sind die Störungen oft versteckter, weil der Vollzug des Geschlechtsverkehrs dadurch nicht unbedingt verhindert wird (→ auch: Nervosität, Angstzustände, Seite 52 und 20). Wenn es den Partnern gelingt, die Akupressur gemeinsam durchzuführen, kann das schon der erste Schritt zu einer erfolgreichen Behandlung sein.

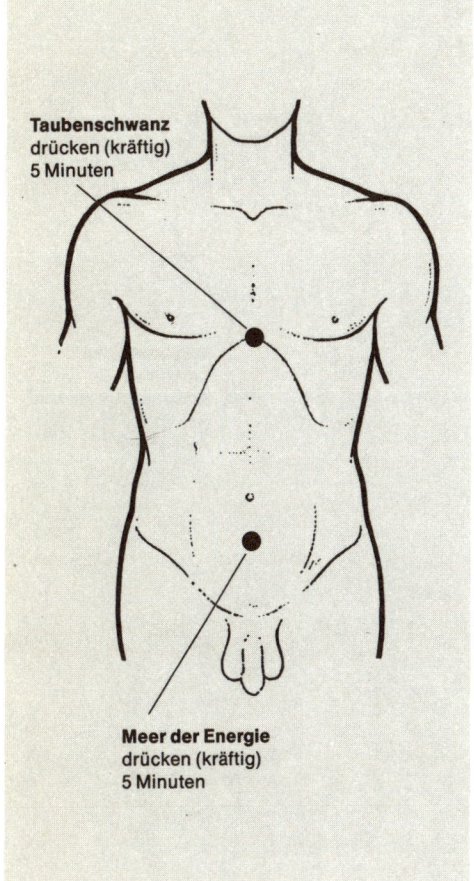

Taubenschwanz
drücken (kräftig)
5 Minuten

Meer der Energie
drücken (kräftig)
5 Minuten

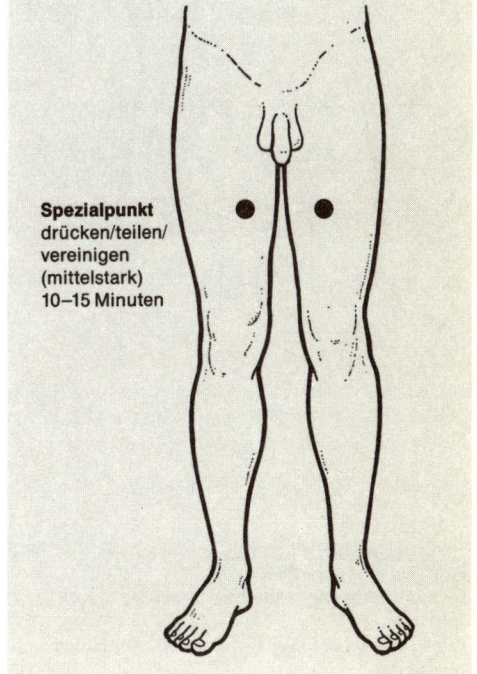

Große Erhebung
drücken
(mittelstark)
5–10 Minuten

Spezialpunkt
drücken/teilen/
vereinigen
(mittelstark)
10–15 Minuten

Taubenschwanz bei vorzeitigem Samenerguß; kann von der Partnerin vor und während des Verkehrs akupressiert werden.
Große Erhebung sorgt für seelische Ausgeglichenheit (ebenso Göttlicher Gleichmut, → Seite 20).
Spezialpunkt am Oberschenkel bei Frigidität (Gefühlskälte) und bei ejakulativer Impotenz (Unfähigkeit zum Samenerguß).

Stottern

Stottern wird in den meisten Fällen durch Ängstlichkeit und nervöse Spannungen hervorgerufen. Bei Kindern ist es eine entwicklungsbedingte und vorübergehende Sprachstörung, die man nicht dadurch verstärken sollte, daß man das Kind andauernd auf seine Fehler aufmerksam macht. (Familiäre Spannungen und Konflikte erhöhen die Neigung zum Stottern!) Im Alter von 4 bis 5 Jahren zeigt sich meist, ob Reste des Stotterns noch vorhanden sind. Neben einer Therapie arbeitet man mit Akupressur an den psychogenen Voraussetzungen, um Atmung und Sprechen wieder in Einklang zu bringen.

Kinder sollten lernen, sich selbst zu behandeln. Erfolgversprechend ist die langfristige Akupressur aller Punkte jeweils morgens und abends.

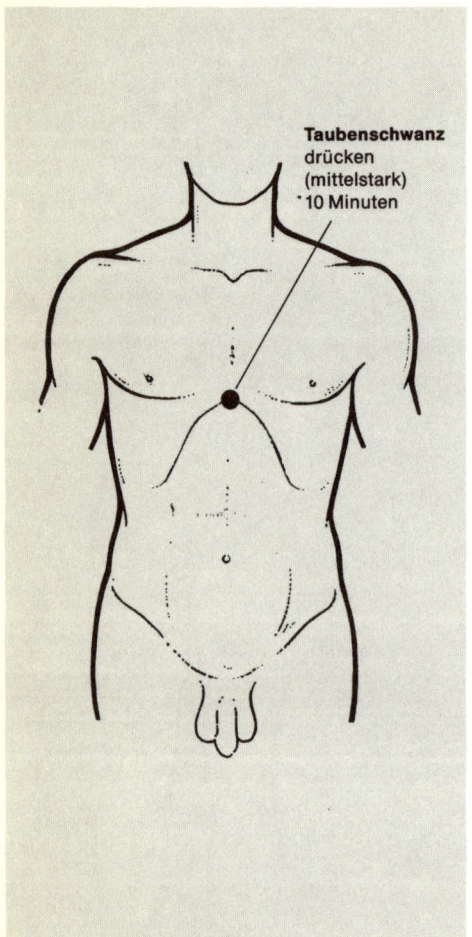

Taubenschwanz
drücken
(mittelstark)
10 Minuten

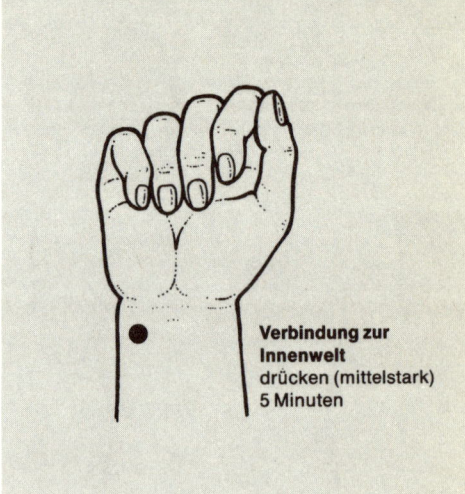

Verbindung zur
Innenwelt
drücken (mittelstark)
5 Minuten

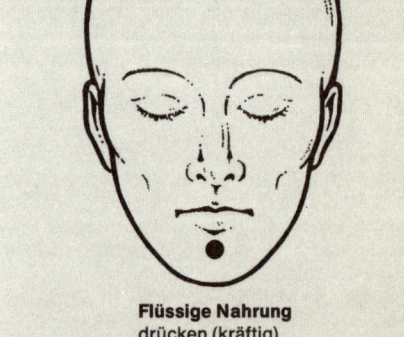

Flüssige Nahrung
drücken (kräftig)
3 Minuten

Verbindung zur Innenwelt: 1 Daumenbreite oberhalb des Handgelenks.
Flüssige Nahrung: zwischen Unterlippe und Kinnspitze.
Göttlicher Gleichmut (→ Seite 20) zusätzlich akupressieren.

Übergewicht

Das Eßverhalten ist in der Mehrzahl der Fälle Spiegel des seelischen Befindens. Heißhunger, der die meisten Übergewichtigen quält, ist häufig nichts anderes als das Verlangen nach Zuwendung, Zärtlichkeit, Geborgenheit. Diese Dinge sind schon bei der Fütterung des Säuglings und der Nahrungsaufnahme des Kleinkindes sehr wichtig – die Adipositas (Fettsucht) geht oft auf frühkindliche Erziehungsmuster im Eßverhalten zurück. In nur 1 bis 2% der Fälle ist die Fettsucht auf Hormonstörungen zurückzuführen! Übergewicht ist ein Hauptrisikofaktor für Herzinfarkt, Zuckerkrankheit (Diabetes), Hirnschlag, Gefäßleiden, Verdauungsstörungen. Mit Akupressur werden wichtige Steuerzentralen für das natürliche Hungergefühl aktiviert (→ auch: Vegetative Störungen, Seite 64).

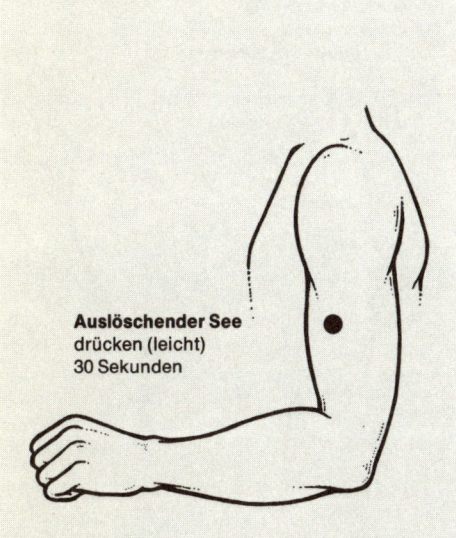

Auslöschender See
drücken (leicht)
30 Sekunden

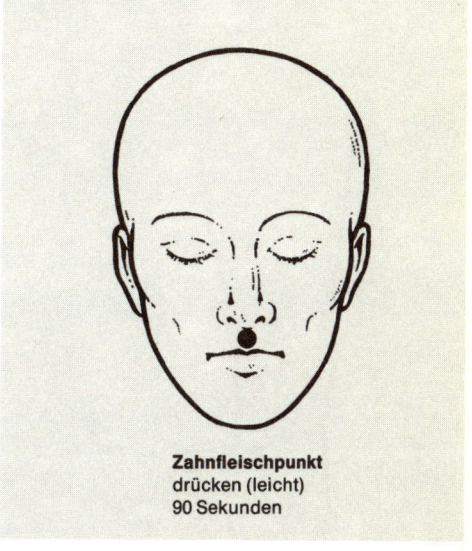

Zahnfleischpunkt
drücken (leicht)
90 Sekunden

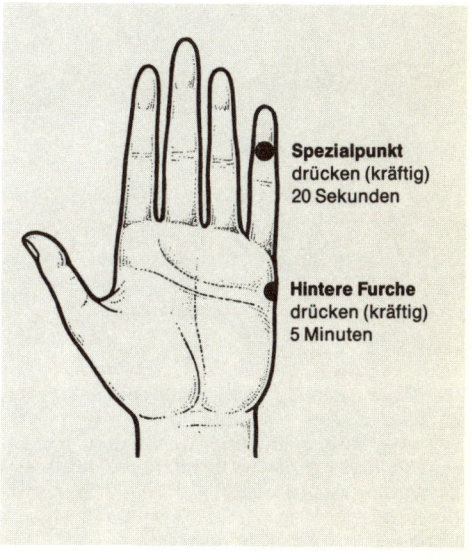

Spezialpunkt
drücken (kräftig)
20 Sekunden

Hintere Furche
drücken (kräftig)
5 Minuten

Spezialpunkt für Ausscheidungsfunktionen am Kleinfinger (1. Gelenkfurche): 20 Sekunden lang im Pulsschlagrhythmus mit dem Daumennagel akupressieren.

Ein 4-Wochen-Programm:
Hintere Furche und Tauender Bach (→ Seite 46) nur morgens behandeln (Anregungspunkte).
Zahnfleischpunkt und Auslöschender See bei Auftreten von Hungergefühl jeweils etwa 30 Sekunden lang leicht akupressieren.
Göttlicher Gleichmut (→ Seite 20) zusätzlich akupressieren.

Vegetative Störungen, vegetative Dystonie

Darunter verstehen wir alle unbewußten Fehlreaktionen des vegetativen Nervensystems – unabhängig davon, in welchen körperlichen Symptomen sie ihren Ausdruck finden. Die Schulmedizin stellt die Diagnose »vegetative Dystonie« bei allgemeinen Befindensstörungen wie Kopfschmerz, Schlafstörungen, Kreislaufbeschwerden oder Schwindelgefühle, ohne daß eindeutige organische Befunde zu erheben sind. Die Beschwerden sind zunächst harmlos, können aber, werden sie nicht behandelt, zu bleibenden Störungen des Nervensystems führen.

Die Akupressur verhilft zu größerer Gelassenheit Alltagsproblemen gegenüber und damit zu einem gestärkten Selbstvertrauen.

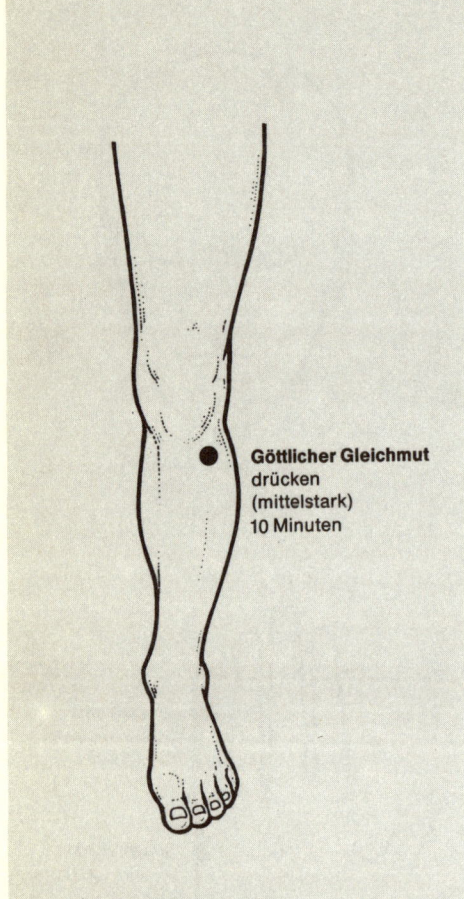

Göttlicher Gleichmut
drücken
(mittelstark)
10 Minuten

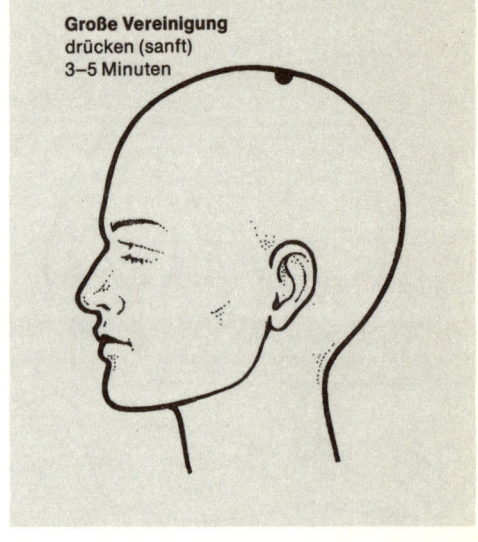

Große Vereinigung
drücken (sanft)
3–5 Minuten

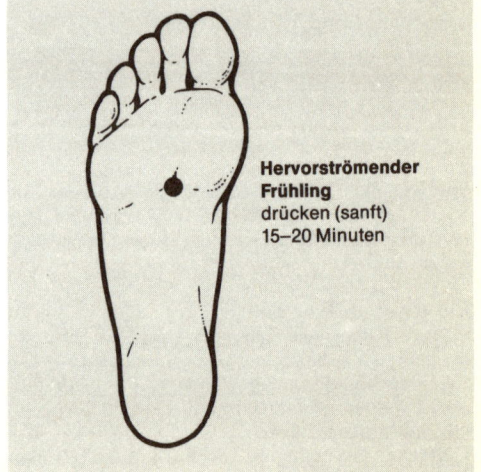

Hervorströmender Frühling
drücken (sanft)
15–20 Minuten

Göttlicher Gleichmut – der Name des Punktes sagt in diesem Zusammenhang alles!
Hervorströmender Frühling wird in entspannter Lage von einem Partner mit dem Daumenballen sanft akupressiert oder nur leicht gedrückt (Zone im Reflexbereich des Sonnengeflechts, wirkt reflektorisch direkt auf das vegetative Zentrum).

Verstopfung

Neben Darminfektionen, Funktionsstörungen der Nebenschilddrüse, Ernährungsfehlern oder Kaliummangel kommen für die Verstopfung auch seelische Probleme als Ursache in Frage. Menschen, die an Verstopfung leiden, beschreibt die ganzheitliche Heilkunde als ordnungsliebend, zurückhaltend, geizig, stark leistungsorientiert und ängstlich. Der Verstopfung kann sowohl eine Darmträgheit als auch eine Darmverkrampfung zugrundeliegen. Bei einer gut funktionierenden Verdauung ist Stuhlgang einmal pro Tag normal. Machen Sie viel Bewegung und passen Sie die Ernährung (ballaststoffreiche Kost) den Erfordernissen des Stoffwechsels an. Abführmittel sollten nicht genommen werden, weil der Darm sich daran gewöhnt (→ auch: Magen- Darm-Störungen, Seite 46).

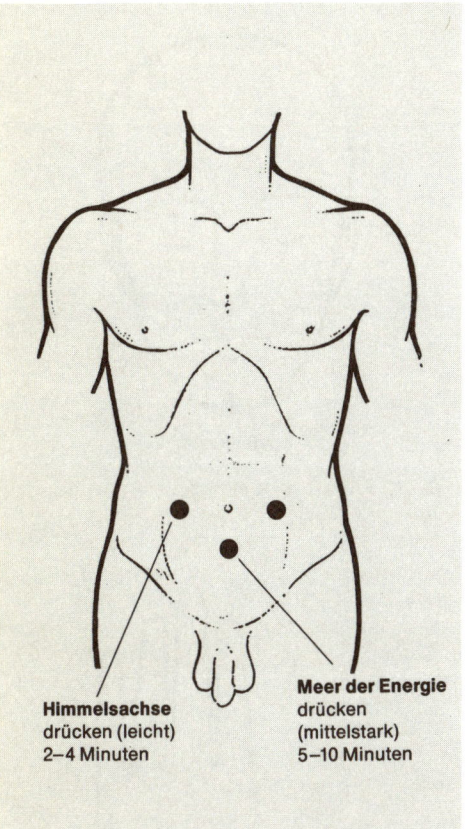

Himmelsachse
drücken (leicht)
2–4 Minuten

Meer der Energie
drücken
(mittelstark)
5–10 Minuten

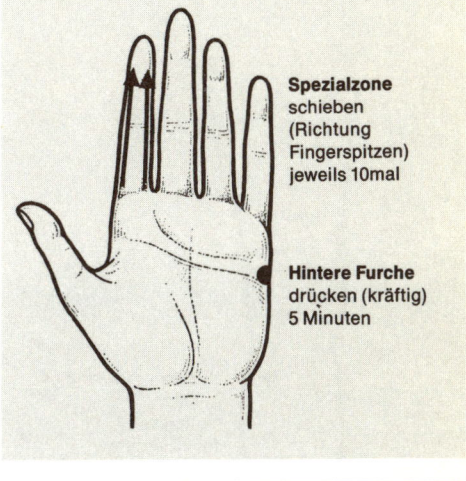

Spezialzone
schieben
(Richtung
Fingerspitzen)
jeweils 10mal

Hintere Furche
drücken (kräftig)
5 Minuten

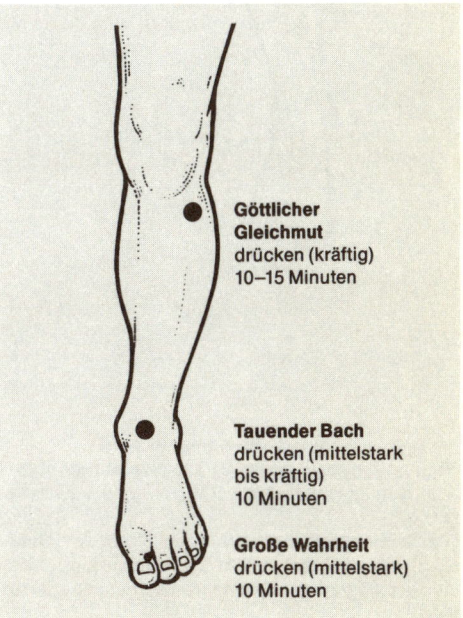

Göttlicher Gleichmut
drücken (kräftig)
10–15 Minuten

Tauender Bach
drücken (mittelstark
bis kräftig)
10 Minuten

Große Wahrheit
drücken (mittelstark)
10 Minuten

Spezialzone am Zeigefinger Richtung Fingerspitzen schieben; jeweils 10mal an der linken und der rechten Hand.
Tauender Bach und Große Wahrheit: Punkte mit Anregungswirkung.
Göttlicher Gleichmut wirkt krampflösend auf die Darmmuskulatur (ebenfalls Drei Meilen, → Seite 46).
Talsenke (→ Seite 60) zusätzlich akupressieren.

Wechseljahr-Beschwerden

Körper und Psyche müssen sich im Klimakterium auf eine veränderte hormonelle Situation einstellen. Zeichen dieser Hormonumstellung sind innere Unruhe, Hitzewallungen, Labilität, Antriebsschwäche. Die Eierstöcke stellen etwa zwischen dem 47. und 53. Lebensjahr ihre Tätigkeit ein. Fällt die damit verbundene verminderte Hormonproduktion unter einen kritischen Wert, muß mit Hilfe von Medikamenten ein stabiler Zustand erreicht werden.

Dieser Veränderungs- und Anpassungsprozeß von Körper und Psyche wird unterstützt durch Akupressur jener Punkte, die harmonisierende und stabilisierende Wirkung haben. (→ auch Nervosität, Seite 52.)

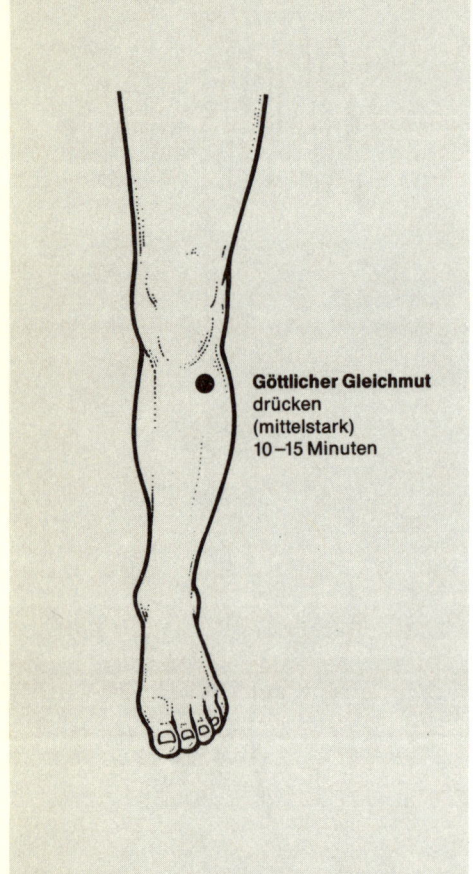

Göttlicher Gleichmut
drücken
(mittelstark)
10–15 Minuten

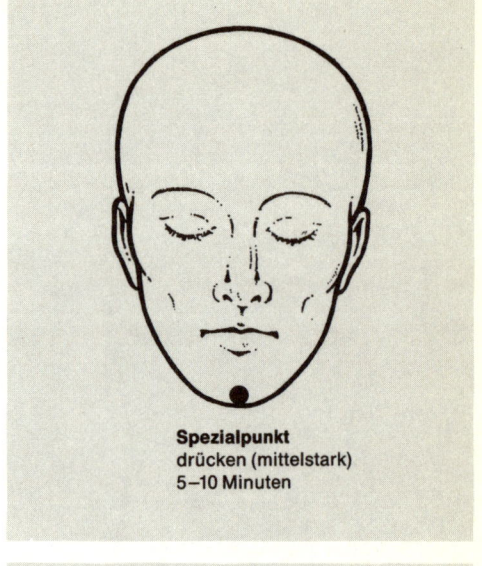

Spezialpunkt
drücken (mittelstark)
5–10 Minuten

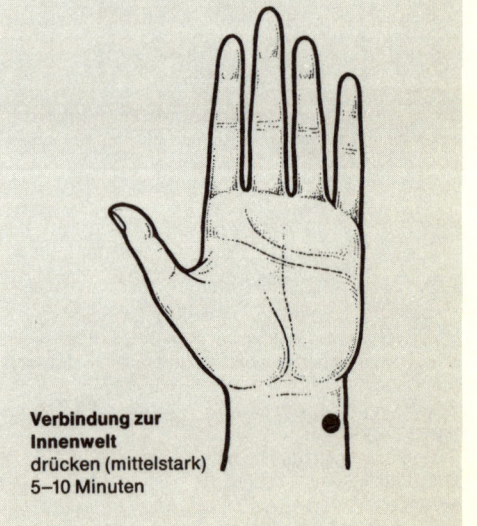

Verbindung zur Innenwelt
drücken (mittelstark)
5–10 Minuten

Spezialpunkt: direkt am Kinngrübchen.
Verbindung zur Innenwelt: 1 Daumenbreite hinter dem Handgelenk in der Verlängerung des Kleinfingers.
Neben einer vorbeugenden Behandlung der Punkte ist die Akupressur immer dann angezeigt, wenn eine der körperlichen Begleiterscheinungen spürbar wird.

Wirbelsäulenprobleme, Schulter-Arm-Schmerz

Die Wirbelsäule ist die wichtigste Bewegungsachse des Körpers. Durch Störungen im Wirbelsäulenbereich wird die Gesamtbeweglichkeit des Menschen eingeschränkt. Von einfachen, unkomplizierten Verspannungen der Muskulatur bis hin zu schweren Bandscheibenproblemen und Wirbelsäulenverkrümmungen reicht die Bandbreite der Störungen.

Ein gutes Training für die Wirbelsäule: Beobachten Sie genau, wie eine Katze nach dem Aufwachen dafür sorgt, daß ihre Wirbel wieder einrasten – versuchen Sie, es nachzumachen! (→ auch: Rückenschmerzen und Schmerzen, Seite 57 und 59.)

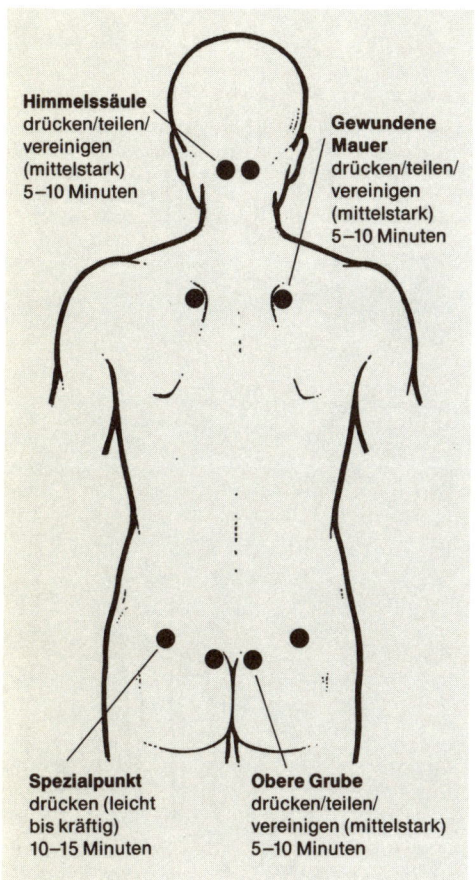

Himmelssäule
drücken/teilen/
vereinigen
(mittelstark)
5–10 Minuten

Gewundene Mauer
drücken/teilen/
vereinigen
(mittelstark)
5–10 Minuten

Spezialpunkt
drücken (leicht
bis kräftig)
10–15 Minuten

Obere Grube
drücken/teilen/
vereinigen (mittelstark)
5–10 Minuten

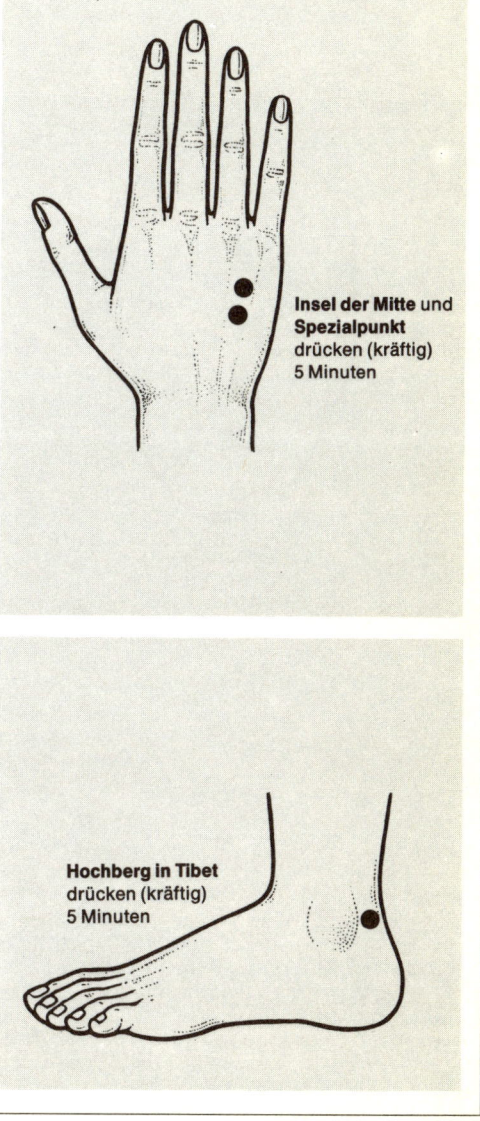

Insel der Mitte und
Spezialpunkt
drücken (kräftig)
5 Minuten

Hochberg in Tibet
drücken (kräftig)
5 Minuten

Himmelssäule: am Haaransatz (Nacken), am äußeren Rand des Trapezmuskels.
Gewundene Mauer: am inneren oberen Ende des Schulterblattes.
Obere Grube: am oberen Kreuzbeinloch.
Alle schmerzenden Punkte und Zonen unter sanftem Druck zerreiben; später den Druck verstärken.
Zusätzliche Akupressur von Hochberg in Tibet und Spezialpunkt am Handrücken.

Zahnschmerzen

Neben Kopfschmerzen gehört der Zahnschmerz wohl zu den häufigsten Schmerzen. Die Akupressur ersetzt selbstverständlich keine zahnärztliche Behandlung. Wenn die Schmerzen jedoch plötzlich oder zum Wochenende auftreten, kann man sie mit Akupressur lindern. Auch die manchmal lange Zeit des Wartens auf ärztliche Versorgung (vor allem nachts) kann mit Akupressur gut überbrückt werden. Mit Reizung von 2 Punkten (im Mund und am Zeigefinger) wird die Schmerzweiterleitung kurzzeitig unterbunden, die Produktion von körpereigenen Schmerzmitteln wird angeregt.

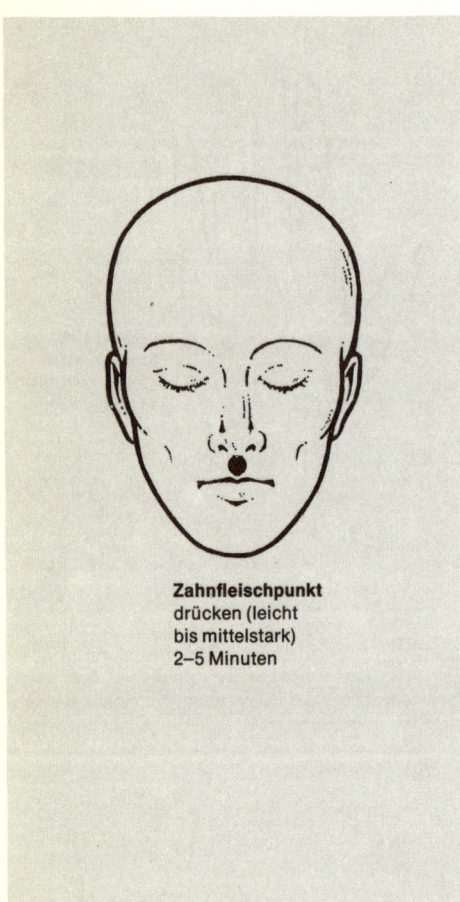

Zahnfleischpunkt
drücken (leicht
bis mittelstark)
2–5 Minuten

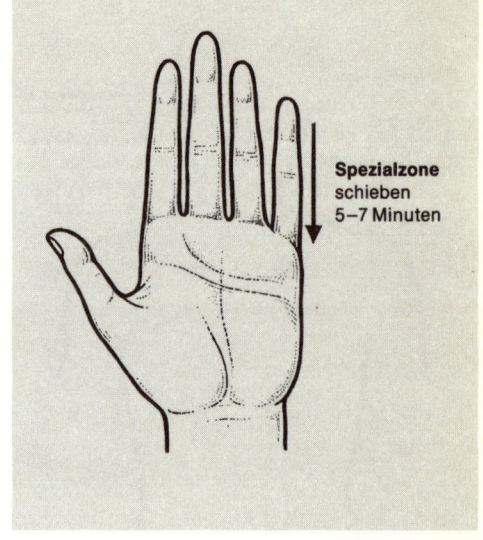

Spezialzone
schieben
5–7 Minuten

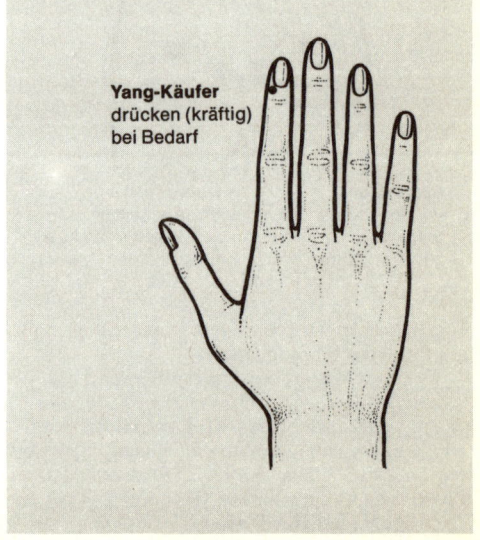

Yang-Käufer
drücken (kräftig)
bei Bedarf

Zahnfleischpunkt kann sowohl von außen (Druck auf die Oberlippe) als auch von innen (Druck direkt auf das Zahnfleisch) akupressiert werden.
Spezialzone an der Kleinfinger-Außenseite: vor allem bei Kindern wirksam.
Yang-Käufer eignet sich sehr gut zur Schmerzlinderung während der Behandlung beim Zahnarzt: fest mit dem Daumennagel akupressieren!

Wissenswertes über Akupressur

Akupressur und Akupunktur

Das Wort Akupressur setzt sich zusammen aus den lateinischen Worten *acus = Spitze, Nadel, Punkt* und *premere/pressum = drücken*. Akupressur bedeutet nichts anderes als *Punkt-Drücken*. Akupunktur – *pungere = stechen* – heißt dementsprechend *Punkt-Stechen* oder *Nadel-Stechen*. Akupressur und Akupunktur haben eine gemeinsame Geschichte; beide Heilmethoden entwickelten sich auf dem Fundament der chinesischen Heilmassage und der chinesischen Energielehre mit ihrer jahrtausendelangen Tradition.

Gemeinsame Geschichte

Da bei der Akupressur die körpereigenen Energien per Fingerdruck beeinflußt werden, ist sie im wirklichen Sinn eine *Be-Handlungsmethode**. In der Akupunktur dagegen bedient man sich zur Reizung der über tausend Energiepunkte an der Körperoberfläche (gelegen auf zwölf Meridianen und zwei Gefäßen, → Seite 12) der verfeinerten Technik der Nadelung mit Gold-, Silber- und Stahlnadeln. Während die Behandlung mit Nadeln eine spezielle Ausbildung erfordert, außerdem die genaue Kenntnis der Energiepunkte, ihrer Lage, Bedeutung und Wirkung, ist die Anwendung der Akupressur leicht zu erlernen. Diese Heilmethode, in China Teil der jahrtausendealten Volksmedizin, ist als Selbsthilfemethode jedem Chinesen vertraut.

Seit Jahrtausenden bewährt

Die Geschichte von Akupressur und Akupunktur ist seit etwa 5000 Jahren durch archäologische Funde dokumentiert. Aus dem sechsten Jahrhundert vor Christus sind Aufzeichnungen erhalten, die im Prinzip auch heute noch Gültigkeit haben. Die Systematisierung der Energiepunkte und die Behandlungsmethoden zur Lenkung der Energien wurden im wesentlichen beibehalten; die geistig-philosophischen Grundlagen der Heilkunde aber waren jeweils von kulturellen Entwicklungen geprägt.

---

* Die unter dem Namen Shiatsu bekannte Massageform hat ebenso zum Ziel, die Lebenskräfte anzuregen. Shiatsu ist japanischen Ursprungs und bedeutet »Fingerdruck«.

Der sagenumwobene »Gelbe Kaiser« (Huang-ti; 2698 bis 2598 vor unserer Zeitrechnung) hat das damalige Wissen um die Wirkung der Energien im menschlichen Körper in ein System gebracht, mit dessen Hilfe wir heute noch arbeiten. Der legendäre Herrscher soll außerdem das Rad und das Geld erfunden sowie ein Musiksystem und eine Gestirnsordnung eingeführt haben.

Chinas Geschichte und seine Kultur hatten für uns Europäer lange Zeit viel Geheimnisvolles, Mystisches an sich. Erst im 17. Jahrhundert berichteten nach Europa zurückkehrende Missionare ausführlich über die chinesische Kultur. Jene von ihnen, die dann auch in Europa *Unverständnis* Kranke mit chinesischen Heilmethoden behandelten, beispielsweise *führte zur* mit Fingerdruck, Massage oder Nadelung, nahm man nicht ernst. Das *Ablehnung* chinesische Behandlungssystem wurde als rückständig bezeichnet, obwohl die Chinesen lange Zeit vor den Europäern das Porzellan, das Papier, den Buchdruck und das Schießpulver (chinesisches Feuerwerk) erfunden hatten – und obwohl sich die chinesische Medizin mit ihren Methoden über Jahrtausende in der Praxis bewährt hatte.

Erst im Jahre 1939 schrieb der französische Diplomat Soulié de Morant, der einige Zeit in China gelebt hatte, ein Werk über die Akupunktur, in dem diese Heilmethode zum ersten Mal in Europa als hochentwickeltes Behandlungsverfahren dargestellt wurde.

Die größten Schwierigkeiten bei der Übernahme von Akupunktur und Akupressur in Europa entstanden aufgrund der mit dieser Heilkunde verbundenen Betrachtungsweise (→ Seite 71), die infolge der großen kulturellen Bedeutungsunterschiede als Mystik mißverstanden wurde. Auch Sprachprobleme und Übersetzungsfehler trugen dazu bei, daß beide Heilmethoden mit großer Skepsis betrachtet wurden.

Die Chinesen haben ein eigenes Verständnis vom Leben, von der Natur, von Gesundheit und Krankheit, vom Menschen und dem Universum entwickelt, das für uns nur schwer nachvollziehbar ist. Wir können kaum begreifen, daß die Chinesen schon vor Jahrtausenden Kenntnisse von den Gesetzen des Lebens und des Universums hatten, die uns bis heute verborgen geblieben sind. Wir haben gelernt, an das zu glauben, was wissenschaftlich bewiesen werden kann, und dabei übersehen, daß die Gesetze der Natur und des Universums ihre Gültigkeit unabhängig davon haben, ob unser Verstand sie zu fassen vermag oder nicht. Dem naturwissenschaftlicherklärenden Denken sehr verbunden, können wir es verstandesmäßig kaum erfassen, was ein Punkt an der Großzehe mit der Bauchspeicheldrüse zu tun haben soll – noch dazu, wo keinerlei direkte Verbindung von den Punkten zu den Organen (oder Organgruppen) nachzu- *Akupressur –* weisen ist. Wir sind gewohnt, den menschlichen Körper in erster *richtig gesehen* Linie als Materie zu betrachten, während er für die chinesische Heilkunde vor allem ein Energiesystem ist mit einander entgegenwirkenden und einander ergänzenden Kräften (→ Seite 71), die es im Gleichgewicht zu halten gilt. Wenn wir uns das bewußt machen, dann hat die Akupressur nichts Geheimnisvolles an sich.

Mit der Wiederentdeckung der Naturheilkunde und ihren Möglichkeiten bei der Behandlung von Krankheiten und zur Vorbeugung erlangten auch fernöstliche Heilmethoden bei uns zunehmende Bedeutung. Sensationelle Erfolge der Akupunktur fanden in den Massenmedien große Beachtung: Im Jahre 1971 erkrankte ein Mitarbeiter der New York Times in China an einer Blinddarmentzündung. In einem Pekinger Krankenhaus wurde er bei nur örtlicher Betäubung durch Nadelstichanalgesie* operiert und konnte somit den Eingriff bei vollem Bewußtsein beobachten. In Österreich wurde die Methode der Akupunktur schlagartig einer breiten Öffentlichkeit bekannt, als in Wien 1972 eine Patientin während ihrer Mandeloperation durch wenige Nadelstiche schmerzfrei gemacht wurde. Heute sind Operationen, bei denen der Patient mit Hilfe von Akupunktur schmerzfrei ist, keine Seltenheit mehr.

Sichtbare Erfolge

Schmerzfrei durch Akupunktur

Es war vor allem das Verdienst Mao Zedongs, daß die traditionellen Methoden der chinesischen Heilkunde wieder bekannt wurden; er sagte 1958: »Die chinesische Medizin und die Pharmakologie (Arzneimittellehre) sind eine reiche Schatzkammer. Man muß sich anstrengen, sie zu erforschen und weiterzuentwickeln.«

Heute ist die chinesische Heilkunde eine gelungene Verbindung von moderner Medizin und traditioneller Heilkunde. Es ist zu wünschen, daß auch in Europa Schul- und Naturmedizin einen Weg verstärkter Zusammenarbeit und gegenseitiger Ergänzung finden; alle Betroffenen – sowohl Ärzte als auch Patienten – würden davon nur profitieren.

Die chinesische Energielehre

Die Basis der chinesischen Heilkunde ist ein besonderes Verständnis vom Menschen und seiner Beziehung zu Natur und Universum. In den Ursprüngen der europäischen Medizingeschichte finden wir Leitgedanken, die der chinesischen ganzheitlichen Sichtweise sehr ähnlich sind. So heißt zum Beispiel bei dem altgriechischen Arzt Hippokrates (460 bis 377 vor Christus) ein einleitendes Kapitel zu den medizinischen Abhandlungen »Beschaffenheit der ewigen Dinge«, auch wird die Frage nach dem »Urgrund allen menschlichen Seins« gestellt. Im *Corpus Hippocraticum,* den gesammelten Werken der hippokratischen Schule, lesen wir: »Der Ausgangspunkt der Medizin liegt . . . in der Beschaffenheit der ewigen Dinge. Denn man kann unmöglich das Wesen der Krankheiten kennenlernen, das doch den Forschungsgegenstand unserer Kunst bildet, wenn man nicht die Natur selbst und den in ihrer Entwicklung sich manifestierenden Urgrund kennt . . .«

Ganzheitliche Sichtweise

Der griechische Philosoph Plato hat vor fast 2500 Jahren niedergeschrieben, was für die moderne Medizin mehr denn je Gültigkeit hat:

---

* Analgesie = Aufhebung der Schmerzempfindung.

71

»Die Heilung vieler Leiden ist den Ärzten unbekannt, weil sie keine
Kenntnis vom Ganzen haben. Denn ein Teil kann nur gesund sein,
wenn das Ganze gesund ist . . . Das ist der große Irrtum unserer Tage
bei der Behandlung des menschlichen Körpers.«

Solche Ansätze wurden im Laufe der Jahrtausende durch die natur-
wissenschaftlich-technische Orientierung verdrängt; der Mensch wird
eher als biologisch-funktionales System gesehen, während die Naturheilkunde von einem harmonischen Energie- und Lebenskräftesy-
stem ausgeht. Der Heilkunde der Chinesen liegt ein einheitliches
Konzept über das »Ganze«, das »Letzte« der Dinge zugrunde: die
Energielehre.

Heilkunde und
Philosophie

Die chinesische Medizinphilosophie kennt rund ein Dutzend
Grundformen und doppelt so viele Nebenformen von Energie. Der
wichtigste Aspekt der chinesischen Sichtweise vom energetischen
Geschehen im menschlichen Körper soll kurz vorgestellt werden:

Alle Aussagen der chinesischen Energielehre sind mehr Philosophie als medizinische Theorie. Die chinesische Philosophie setzt die
äußere Welt des Menschen (den Makrokosmos) in Verbindung zu
seinem Leben (den Mikrokosmos). Das Weltall, die äußere Natur
und die Umwelt des Menschen folgen denselben Grundprinzipien wie
das Leben des Menschen selbst. Ein Grundpfeiler der chinesischen
Medizinphilosophie ist die Identität, der Gleichklang von Mikrokosmos und Makrokosmos. Alle chinesischen Therapieformen gründen
auf der Anschauung, daß die Lebensenergie des Menschen durch ein
eigenes System von Kanälen fließt – durch die Energiebahnen (→
auch Seite 11). Im gesunden, im störungsfreien Körper fließt die
Lebensenergie CHI gleichmäßig, die beiden polaren Kräfte YIN und
YANG sind miteinander im Gleichgewicht. Die Harmonie ist immer
dann gestört, wenn eine der beiden Kräfte die Oberhand gewinnt; in
dem entstehenden Ungleichgewicht fühlt sich der Mensch nicht wohl,

Harmonie
= Gesundheit

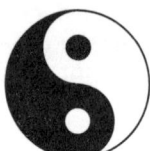

Symbol für Yin und Yang als untrennbare, einander ergänzende Polaritäten.

Disharmonie
= Krankheit

er ist krank. Es muß dann alles unternommen werden, um die Kräfte
wieder auszubalancieren. Erst wenn das Gleichgewicht wiederhergestellt ist, kann der Mensch wieder gesund sein. Auch in der Antike
verstand man Gesundheit und Krankheit als bestimmtes Verhältnis
der Körpersäfte (Blut, Galle, Schleim) zueinander.

Gesund und krank sind also keine Zustände, sondern Phasen eines
Prozesses, der als »Fließgleichgewicht« bezeichnet wird – am ehesten
vergleichbar dem Radfahren: In Bewegung können wir die Balance
gut halten, wenn wir stehenbleiben, fallen wir um.

Im *Buch der Wandlungen,* einem für das chinesische Denken grundlegenden Werk, heißt es: »Einmal Yin – einmal Yang – das ist das Tao.« Das Tao ist Gottheit, zugleich Weg und Ziel, ist Anfang und Ende, ist das große Nichts und zugleich Quelle allen Seins. Das Symbol für das Tao ist der volle Kreis, das Schriftzeichen besteht aus Symbolen von Kopf und Fuß. Sie bedeuten die Verbindung von Himmel und Erde, von Denken und Gehen, die Einheit von Geist und Bewegung. Das Tao kann mit Worten nicht beschrieben werden; im *Tao-te-king,* dem wichtigsten Werk des Philosophen Lao-tse, lesen wir: »Der Wissende redet nicht, der Redende weiß nichts.«

Yin-Yang heißt eigentlich Kräfteverteilung, Energiegleichgewicht oder polarisierte Energie. Für das chinesische Denken ist – wie gesagt – alles Geschehen Ergebnis der jeweiligen Kräfteverhältnisse – alle Ereignisse sind demzufolge Ergebnis des Zusammenwirkens von Kräften oder Energien*. Es gibt in der chinesischen Philosophie keine einander ausschließenden Gegensätzlichkeiten; Yin und Yang sind dauernd als Gestaltungs- und Zersetzungskräfte wirksam.

Werfen wir nochmals einen Blick auf das Symbol: Die beiden Halbkreise entsprechen den Urpolaritäten Yin und Yang, beide strömen aus dem Tao – es gibt kein Yang ohne Yin, und in jedem Yin ist Yang enthalten. Bewegung und Ruhe, Tag und Nacht sind nicht Gegensätze, sondern gehören zusammen: Es gibt keine Bewegung ohne Ruhe; Tag ist ohne Nacht nicht denkbar. Diese untrennbare Einheit, diese Harmonie ist grundsätzlich überall zu finden – in der Nahrung** ebenso wie im Denken, in der Persönlichkeit eines Menschen genauso wie im menschlichen Zusammenleben.

Gesundheit von Körper, Seele und Geist

Ein ausgewogenes Verhältnis von Yin und Yang ist Voraussetzung für die Gesundheit von Körper, Seele und Geist und ihre Grundlage. Als Wurzel aller Störungen und Krankheiten ist das Ungleichgewicht von Yin und Yang zu sehen. Die Natur des Menschen ist der ständige Ausgleich von Yin und Yang. Beide Polaritäten streben nach Vereinigung und Harmonie. Als Grundprinzip wird allgemein formuliert: Das Yang belebt das Yin (Yang ist die Energie), das Yin erhält das Yang (Yin ist das Material). Dabei ist das eine nicht besser als das andere; es ist einfach anders. Es ist eine andere Ausprägung desselben Grundstoffes.

Dadurch, daß wir die nach Harmonie strebenden Polaritäten in uns akzeptieren, schaffen wir die Voraussetzung für Wohlbefinden, für besseres Selbstverständnis und für körperlich-seelische Ausgeglichenheit – weil die Lebensenergie ungehindert fließen kann.

---

* Auf eine ausführliche Darstellung der Fünf-Elemente-Lehre und des Meridiansystems wird in dieser Einführung verzichtet (Spezialliteratur → Seite 76).

** So enthält zum Beispiel Yang-Nahrung mehr Keimkraft und kann länger gelagert werden, Yin-haltige Nahrung verdirbt leichter. Wer in einer Yang-Umwelt (eher heiß und trocken) lebt, soll durch mehr Yin-Nahrung für einen Ausgleich sorgen; bei starker körperlicher Anstrengung benötigt der Mensch generell mehr Yang-, bei geistiger Arbeit mehr Yin-Nahrung. Wichtig für den energetischen Zustand ist auch die Zubereitung der Nahrung.

Wie wirkt Akupressur?

Die eindrucksvollen Erfolge von Akupunktur und Akupressur haben viele medizinische Forschungsstellen veranlaßt, den Wirkungsmechanismen dieser Heilmethoden auf den Grund zu gehen. Es gibt zwar viele Spekulationen über die Wirkung von Akupressur, aber noch keine Erklärungsmodelle, die widerspruchsfrei akzeptiert werden. Für die Selbstbehandlung ist nicht in erster Linie wichtig, wie diese Heilmethode wirkt, sondern daß sie wirkt; dennoch möchte ich einige Richtungen von Forschungsprojekten und Meßreihen andeuten, mit denen die Wissenschaft Akupressur und ihre Wirkung über die Reizung bestimmter Punkte zu erklären versucht.

Oft hört man das Argument, die Wirkung beruhe auf Suggestion und es werde nur ein Placebo-Effekt, ein Scheinerfolg, erzielt. Dem ist einfach zu widersprechen: Akupunktur und Akupressur funktionieren sowohl bei Bewußtlosen als auch bei Tieren.

Heilerfolge sind nachgewiesen

Eindrucksvolle Erfolge hat heute die vom Fachmann durchgeführte Akupunktur bei der Therapie folgender Störungen: Falsche Zusammensetzung des Blutes (infolge einer Überproduktion der roten Blutkörperchen), Funktionsstörungen des Herzens, der Atmungs- und Verdauungsorgane, Störungen des Nervensystems und des Knochen- und Muskelapparats. Mit Hilfe von Blutuntersuchungen, elektrokardiographischen Methoden (Aufzeichnung der Herzstromkurve) und spirometrischen Methoden (Messung der Atmungswerte) wurden Behandlungserfolge der Akupunktur nachgewiesen.

Es gilt außerdem als erwiesen, daß an den Heil- oder Reizpunkten und den Meridianen besondere energetische (elektrische) Zustände herrschen: die Leitfähigkeit der Haut ist an den Behandlungspunkten größer als in deren Umgebung.

Auch wird neuerdings die Meinung vertreten, daß auf der Haut und im Körper ein Informationssystem verläuft, das sich noch vor dem Zentralnervensystem im Embryonalstadium ausbildet. Damit sind wir in einem der schwierigsten Bereiche von Biologie und Medizin: beim Nervensystem. Hier gibt es erstaunlich viele Nahtstellen zwischen der jahrtausendealten Erfahrungsmedizin und neuesten Forschungsergebnissen der Physiologie, der Lehre von den Lebensvorgängen. Die Nervenfasern in der Haut übertragen viele Reize, zum Beispiel Kälte, Hitze oder Druck. Erst im Gehirn wird ein Reiz als »Schmerz« identifiziert. Zwei Arten von Nervenfasern sind für diese Reizweiterleitung durch den Körper ins Gehirn verantwortlich:

Schmerz wird ausgeschaltet

die einen leiten alle Reize langsam weiter, die anderen leiten vorwiegend kräftige Reize mit Höchstgeschwindigkeit weiter. Wird nun ein starker Reiz auf einer schnellen Bahn weitergeleitet, dann ist für alle anderen weniger ausgeprägten Reize dieser Informationsstrang blockiert. Diese Tatsache – daß die Schmerzweiterleitung unterbunden werden kann – erklärt die Erfolge der Nadelstichanalgesie.

Ein kanadischer Wissenschaftler hat überdies nachgewiesen, daß Akupunktur und Akupressur die Produktion von körpereigenen

74

Körpereigene Schmerzmittel

Schmerzmitteln (Endomorphine) anregt – in diesem Zusammenhang interessant: die vom Gehirn freigesetzten Morphine wirken ebenso intensiv wie das Schmerzmittel Morphium.

Weitere Beweisverfahren beschäftigen sich mit elektrischen Messungen des Hautwiderstandes, mit der Gewebebeschaffenheit der Reizpunkte und der Beeinflussung von Überträgerstoffen im Gehirn*.

Aus Los Angeles, USA, wurde vor kurzem von einem (von H. Motoyama geleiteten) Projekt berichtet, das die Untersuchung der Energiebahnen zum Ziel hatte. Das Ergebnis: Die Lebensenergie fließt nicht – wie angenommen – durch die Bahnen des Nervensystems, sondern in eigenen physiologisch nachweisbaren Kanälen; diese sind möglicherweise identisch mit dem bereits erwähnten Informationssystem, das sich noch vor dem Zentralnervensystem im frühen Embryonalstadium ausbildet.

Ein Forschungsprojekt des Anatomischen Instituts der Universität Witten/Herdecke beschäftigt sich ausführlich mit der Morphologie (Gestalt und Form) der Akupunkturpunkte. Diese Punkte werden als »spezifisch strukturierte Bündel« beschrieben, welche aus einem speziellen Gefäß-Nervenbündel bestehen und die oberflächliche Körperfaszie (dünne, sehnenartige Muskelhaut) durchstoßen. Da gerade im Bereich der Akupunkturpunkte diese Bündel eine besondere Form und Lokalisation aufweisen, kann auch auf eine besondere Funktion geschlossen werden. Neueste Forschungsarbeiten bestätigen also jahrtausendealtes Erfahrungswissen.

Hilfe durch eigene Lebenskraft

Die natürliche Regenerations- und Heilungsfähigkeit des Körpers bedarf keines naturwissenschaftlichen Beweises. Jeder kennt diese Kräfte von der Verheilung kleiner Schürfwunden oder größerer Operationswunden. Wir haben verlernt, mit den Selbstheilungskräften des Körpers umzugehen. Wir sind zum Teil auch nicht in der Lage, diese Energien zu unterstützen, weil wir uns entsprechender Maßnahmen nicht mehr bewußt sind. Akupressur hilft Ihnen, diese Energien wieder wahrzunehmen. *Akupressur aktiviert die in jedem von uns vorhandenen Selbstheilungskräfte* – unabhängig davon, ob wir diesen Vorgang verstandesmäßig begreifen oder ihn beweisen können.

---

* Überträgerstoffe im Gehirn = Neurotransmitter. Diese Substanzen übertragen Informationen von Nervenzelle zu Nervenzelle; sie beeinflussen alles Geschehen im Organismus – bewußte wie unbewußte (instinktive) Vorgänge.

Bücher, die weiterhelfen

Beck, Dieter, *Krankheit als Selbstheilung;* Insel Verlag, Frankfurt.

Brinkmann, Manfred/Franz, Michael (Hg.), *Nachtschatten im weißen Land – Betrachtungen zu alten und neuen Heilsystemen;* Verlagsgesellschaft Gesundheit, Berlin.

Dethlefsen, Thorwald/Dahlke, Rüdiger, *Krankheit als Weg;* Bertelsmann Verlag, München.

Dorstewitz, Hartmut, *Erkältung und Grippe natürlich behandeln;* Gräfe und Unzer Verlag, München.

Duke, Marc, *Akupunktur – Chinas heilende Nadeln;* Suhrkamp Verlag, Frankfurt.

Eichborn, Benita von, *Gemüse aus der Vollwertküche;* Gräfe und Unzer Verlag, München.

Eichborn, Benita von, *Rohkost und Salate aus der Vollwertküche;* Gräfe und Unzer Verlag, München.

Eicke, Dieter, *Der Körper als Partner;* Fischer Taschenbuchverlag, Frankfurt.

Das Ingrid Früchtel Vollkorn-Backbuch; Gräfe und Unzer Verlag, München.

Das Ingrid Früchtel Vollkorn-Kochbuch; Gräfe und Unzer Verlag, München.

Früchtel, Ingrid, *Das vegetarische Kochbuch;* Gräfe und Unzer Verlag, München.

Früchtel, Ingrid, *Vollwertkost auch für Einsteiger;* Gräfe und Unzer Verlag, München.

Gross, Erwin, *Heilatmung für jeden;* Gräfe und Unzer Verlag, München.

Haas, Elson M., *Gesund durch alle vier Jahreszeiten;* Scherz Verlag, München.

Huth, Almuth und Werner, *Sprechstunde: Depressionen;* Gräfe und Unzer Verlag, München.

Kappstein, Stefan, *Akupressur bei Kindern;* Hippokrates Verlag, Stuttgart.

Langen, Dietrich, *Autogenes Training für jeden;* Gräfe und Unzer Verlag, München.

Lowen, Alexander, *Der Verrat am Körper;* Rowohlt Taschenbuch Verlag, Reinbek.

Lützner, Hellmut, *Wie neugeboren durch Fasten;* Gräfe und Unzer Verlag, München.

Lützner, H./Million H., *Richtig essen nach dem Fasten;* Gräfe und Unzer Verlag, München.

Milz, Helmut, *Ganzheitliche Medizin;* Athenäum Verlag, Königstein.

Müller, Jörg, *Kranke Seele – kranker Körper;* Humboldt Taschenbuch Verlag, München.

Pahlow, Mannfried, *Meine Heilpflanzen-Tees;* Gräfe und Unzer Verlag, München.

Pahlow, Mannfried/Schreiber, Elisabeth, *Homöopathie für jeden;* Gräfe und Unzer Verlag, München.

Pálos, Stephan, *Chinesische Heilkunst;* Scherz Verlag, München.

Petersohn, Liselotte und Hans, *Für eine andere Medizin – Bewährte Naturheilverfahren;* Fischer Taschenbuch Verlag, Frankfurt.

Porkert, Manfred, *Die chinesische Medizin;* Econ Verlag, Düsseldorf.

Scharl, Hubert, *Die Organsprache;* Tibor Marczell Verlag, München

Schindler, John A., *Die Heilkraft des seelischen Gleichgewichts;* Biederstein Verlag Gustav End & Co., München.

Stellmann, Hermann Michael, *Kinderkrankheiten natürlich behandeln;* Gräfe und Unzer Verlag, München.

Stössel, Jürgen-P., *Wenn Pillen allein nicht helfen;* Droemer Knaur Verlag, München.

Wagner, Franz, *Medizin zwischen Utopie und Wissenschaft;* Trauner Verlag, Linz.

Wagner, Franz, *Homöopathischer Ratgeber;* Veritas Verlag, Linz/Wien.

Wagner, Franz, *Reflexzonenmassage für jeden;* Gräfe und Unzer Verlag, München.

Yoga für alle Lebensstufen – in Bildern; Gräfe und Unzer Verlag, München.

Zauner, Renate, *Rückenschmerzen natürlich behandeln;* Gräfe und Unzer Verlag, München.

Beschwerden- und Sachregister

Naturgemäß leben – naturgemäß heilen

Werner Stumpf
So hilft Homöopathie bei Erkältung und Grippe
Schnupfen, Husten, Hals- und Mandelentzündung, fieberhafte grippale Infekte homöopathisch behandeln. 48 S., Pb.

Werner Stumpf
So hilft Homöopathie bei Kopfschmerz und Migräne
Kopfschmerz in vielerlei Ausprägung, die häufigsten Migräneformen und Gesichtsneuralgien homöopathisch behandeln. 48 S., Pb.

Werner Stumpf
So hilft Homöopathie bei Magen- und Darm-Beschwerden
Bauchschmerzen, Völlegefühl, Übelkeit und Erbrechen, Blähungen, Durchfall und Verstopfung homöopathisch behandeln. 48 S., Pb.

Werner Stumpf
So hilft Homöopathie bei Nervosität und Schlafstörungen
Nervöse Beschwerden wie Ruhelosigkeit, Herzklopfen und Angstzustände, Schwitzen, Zittern und Atemnot, Einschlafstörungen, Durchschlafstörungen und vorzeitiges Erwachen homöopathisch behandeln. 48 S., Pb.

Dr. med. Sigrid Flade
Allergien natürlich behandeln
Bewährte Naturheilverfahren. Anleitungen für die Behandlung zu Hause. 96 S., Pb.

Dr. Franz Wagner
Akupressur – leicht gemacht
Genaue Anleitung zur Selbstbehandlung bei akuten und chronischen

Beschwerden. 80 S., 25 Zeichng., Pb.

Prof. Dr. med. Dietrich Langen
Autogenes Training für jeden
Der ärztliche Führer zum selbständigen Erlernen der konzentrativen Selbstentspannung. 64 S., Pb.

Dr. med. H. Dorstewitz
Erkältung und Grippe natürlich behandeln
Bewährte Naturheilmittel für die Behandlung zu Hause. 96 S., Pb.

Dr. med. Hellmut Lützner
Wie neugeboren durch Fasten
Der bewährte Fastenführer für Gesunde. 80 S., Pb.

Dr. med. Hellmut Lützner
Helmut Million
Richtig essen nach dem Fasten
Der ärztliche Führer für die Nachfastenzeit. 80 S., Pb.

Apotheker M. Pahlow
Meine Hausmittel
Bewährte Naturheilmittel und ihre Anwendung. 64 S., 30 Zeichng., Pb.

Dr. med. Erwin Gross
Heilatmung für jeden
Der ärztliche Führer zum selbständigen Erlernen der bewußten Intensivatmung. 80 S., mit Zeichng., Pb.

Apotheker M. Pahlow
Meine Heilpflanzen-Tees
Teemischungen für die häufigsten Alltagsbeschwerden. 80 S., Pb.

Dr. med. Fritz Oelze
Herz-Kreislauf-Erkrankungen natürlich behandeln
Bewährte Naturheilmittel für die Behandlung zu Hause. 80 S., Pb.

M. Pahlow/E. Schreiber
Homöopathie für jeden
Homöopathische Mittel für den Hausgebrauch – gezielt anwenden, richtig dosieren. 64 S., Pb.

Dr. med. H. M. Stellmann
Kinderkrankheiten natürlich behandeln
Bewährte Naturheilmittel für die Behandlung zu Hause. 96 S., Pb.

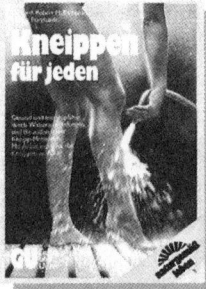

Dr. med. R. M. Bachmann
Lothar Burghardt
Kneippen für jeden
Gesund und leistungsfähig durch Wasseranwendungen und die anderen vier Kneippmethoden. 80 S., mit Zeichng., Pb.

Dr. med. Amrei Pfeiffer
Magen-Darm-Beschwerden natürlich behandeln
Bewährte Naturheilmittel für die Behandlung zu Hause. 96 S., Pb.

Linda Waniorek
Naturkosmetik für jeden
Rezepte und praktischer Rat. 64 S., mit Zeichng., Pb.

Dr. Franz Wagner
Reflexzonen-Massage für jeden
Anleitungen zur Selbst- und zur Partnermassage. 80 S., mit Zeichng., Pb.

Dr. med. R. M. Bachmann
Rheumaschmerzen natürlich behandeln
Naturheilmittel zur Behandlung von rheumatischen Erkrankungen der Gelenke, der Muskeln, Nerven und Sehnen. 96 S., mit Zeichng., Pb.

Renate Zauner
Rückenschmerzen natürlich behandeln
Bewährte Naturheilverfahren, Rat und Hilfen für den Alltag. 96 S., mit Zeichng., Pb.

Dr. med. Karl M. Kirch
Wie neugeboren durch Sauna
Der Saunaführer für Gesundheitsbewußte. 64 S., 20 Zeichng., Pb.

Dr. med. Karl M. Kirch
Schlafstörungen natürlich behandeln
Bewährte Naturheilverfahren für die Behandlung zu Hause. 80 S., Pb.

Dr. Dr. med. Horst R. Flachsmeier
Selbsthypnose als Lebenshilfe
Gesundheit, Spannkraft, Lebensfreude. Ärztliche Anleitungen zur Euhypnose. 80 S., Pb.

Yoga für alle Lebensstufen – in Bildern
Herausgegeben vom Sivananda Yoga Zentrum. 192 S., mit 90 farbigen Fotos und 250 Schritt-für-Schritt-Zeichnungen, Pb.

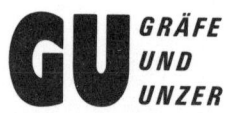

GU
GRÄFE
UND
UNZER